北京协和医院
神经科实习医师
临床思维训练手册

主　编　崔丽英

副主编　彭　斌　　王建明　　倪　俊

编　者　(以姓氏笔画为序)

丁　宁　　毛晨晖　　江　怡　　吴万龙

张　雪　　张　遥　　张文文　　张冰清

张君怡　　杨仕林　　范思远　　姚　远

徐　丹　　戴张涵

指导(评阅)专家及主治医师 (以姓氏笔画为序)

朱以诚　　周立新　　徐蔚海　　黄　颜

顾　问　李舜伟

中国协和医科大学出版社

图书在版编目（CIP）数据

北京协和医院神经科实习医师临床思维训练手册／崔丽英主编
—北京：中国协和医科大学出版社，2012.5
ISBN 978-7-81136-666-2

Ⅰ．①北…　Ⅱ．①崔…　Ⅲ．①神经系统疾病-诊疗
Ⅳ．①R741

中国版本图书馆 CIP 数据核字（2012）第 064711 号

北京协和医院
神经科实习医师临床思维训练手册

主　　编：崔丽英
责任编辑：韩　鹏　杨小杰

出版发行：中国协和医科大学出版社
　　　　　（北京东单三条九号　邮编 100730　电话 65260378）
网　　址：www.pumcp.com
经　　销：新华书店总店北京发行所
印　　刷：北京佳艺恒彩印刷有限公司

开　　本：787×1092　1/32开
印　　张：3.875
字　　数：100千字
版　　次：2012年6月第1版　2012年6月第1次印刷
印　　数：1—5000
定　　价：15.00元

ISBN 978-7-81136-666-2/R·666

主编寄语

数百万神经元的交织，使神经系统成为了人体最复杂的系统，它决定了我们每一个个体千差万别的性格、思想和情绪，也使我们成为了独一无二的人类。刚刚踏入医学殿堂的医学生们往往对复杂的神经系统充满了好奇和神往，跃跃欲试地学习和体会神经系统疾病诊断的深奥。然而，从课本里走出来初涉临床，才发现要学为所用谈何容易！面对错综复杂的临床病例，面对形形色色的不同患者，他们有着太多的困惑：角色的转化、第一次临床操作的忐忑、医患的沟通与信任、神经系统独特的"先定位后定性"的诊断思路等。因此，这些医学生需要一些指导，一些切实的指导，让他们了解如何从复杂的病史中提炼、归纳病例特点，如何准确地找到贯穿疾病发生发展的"主线"，了解如何正确书写大病历，以及从前人的经验中学习如何快速完成角色过渡。迄今为止，与之有关的材料甚少，经过长时间的思考及多次沟通，便就有了编写这本小册子想法。

这不是一本普通的书籍，因为她所面对的读者是一群刚刚进入临床实习（见习）的医学生，他们甚至没有疾病诊疗正确与否的辨别能力，因此呈现给他们的字字句句都应该是准确严谨的，这些给编者及审阅者带来了挑战。本书的编者包括具有丰富临床经验的神经科医师和曾在神经科轮转实习的协和医大 04 和 05 级学生，内容包括：神经科和神经科教研室简介、神经科实习见习轮转要求、神经科典型病例 step by step 诊断流程、实习医师疑难病例大讨论（clinical-pathological conference，CPC）、专家评语、实习见习期间优秀大病例展示（附资深专家评语)、实习见习感言、毕业的师兄师姐经验谈、协和教授谈经验、浅谈医学文献的选择阅读、实习技巧、如何做好 presentation、记住神经科疾病精髓 10 句等。此外,针对这些特殊的读者群,编者特别的做了一些插图,包括医学生们上课、巡诊、查房、讲座及交流、宿舍生活及旅游照片,希望在获取知识和增长经验的同时,体会这些过来人的苦与乐!

神经科教学团队一直将教学纳入日常工作中非常重要的部分,其实对于每一位老师,教学工作均极富挑战,需要的不仅仅是热情,还要有广阔的知识背景、丰富的临床经验及高超的交流技巧,需要有耐心和涵养,一个优秀的医学教育工作者,需要集这些于一身,并时时刻刻将对医学生的教育渗入临床工作的点点滴滴。

一本好书如同一位循循善诱的师长,传道、授业、解惑,希望这本出自医学生及神经科医生手笔的小册子,能够给刚刚踏入临床的医学生们提供一些帮助,也不枉编者们日夜赶稿之艰辛了,我和所有的编者们将为之欣慰!能为北京协和医学院的医学教育尽微薄之力,编者们更加不胜喜悦!

本书的出版,离不开医院领导的支持,感谢本书的编写队伍,不论是老师还是学生,在繁忙的工作与学业之余,将自己对医学教育的感受与经验记录下来,更要感谢我科的全体医务人员,从老教授到住院医师,在不同的岗位为教学工作出谋划策,最后要感谢协和医大出版社对本书出版的大力支持。

崔丽英

2012 年 3 月于北京协和医院

目　录

第一章 北京协和医院神经科及神经科教研室介绍

第一节 神经科简介

北京协和医院神经科现有医生44人，其中教授5人、副教授15人、主治医师18人、住院医师10人。博士生导师2人，硕士生导师5人。现任科室主任崔丽英为中华医学会神经病学分会前主任委员、《中华神经科杂志》主编和全国肌电图和临床神经生理学组组长。

神经科现有床位数80张（含4张重症监护病床、4张癫痫监测病床），承担大量普通门诊、普通病房工作，还承担特需医疗和干部保健医疗工作。科室以诊治疑难重症患者为特色，对于常见神经系统疾病的诊断与治疗，如急慢性脑血管病、头痛、癫痫、神经肌肉病、重症肌无力、多发性硬化和神经症等方面也具丰富的临床经验。临床基本功扎实，总体实力强，特别在处理和解决疑难杂症和重症方面处于国内领先地位。特色专病门诊有：神经肌肉病专科门诊、肌张力障碍和肉毒毒素治疗门诊、帕金森病和老年痴呆门诊、癫痫门诊、重症肌无力专科门诊、脑血管病门诊、多科协作的心理生理门诊。年门诊量约7万人次，年急诊量5千余人次。

每周一次的大查房和隔周一次的脑血管病学术查房一直是教学的重要资源，吸引了神经科各级医师、进修医师及实习见习医师参与学习和讨论。神经科老一辈资深教授留下了宝贵的诊治经验和知识财富，多种神经系统疾病在这里得到首次诊断，而这些宝贵的财富培育了一代又一代的神经科医师（图1-1，1-2）。

神经科还承担北京协和医学院本科生、研究生的教学工作，是全国住院医师培训基地，同时每年还负责来自全国各

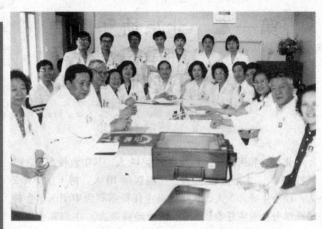

图 1-1　10 年前的大查房场景

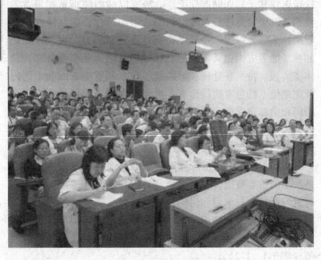

图 1-2　现在的大查房现场

地进修医师的培训，并承担医院临床药理基地相关临床药物试验。每年举办多个国家级继续教育学习班，如神经病学进展学习班、脑血管病和经颅多普勒超声学习班、肌电图和脑诱发电位学习班、脑电图和癫痫诊疗进展学习班、肌张力障碍和肉毒毒素治疗学习班、痴呆和帕金森病学习班等。曾参加人民卫生出版社全国高等医药院校教材《神经病学》第四版和第五版的编写工作以及全国高等医药院校八年制《神经病学》的编写。

科室积极参与科研工作。现正在进行的研究课题，包括国际合作项目3项、国家级研究课题3项、省部级研究课题4项、院内及其他来源的课题8项。近年完成国家级研究课题7项、省部级研究课题4项、院内资助研究课题5项。近5年在国内核心杂志发表文章100余篇、著书30余本（主编、副主编和参加编写）。2008年获国家科技进步二等奖2项、中华医学科技奖一等奖1项及二等奖2项、北京市科技进步二等奖2项、三等奖1项、中国医学科学院科技进步三等奖2项。

第二节　神经科教研室构成

科主任总体负责，一名副主任分管教学，配教学秘书一名（不脱产）。其中，负责神经病学大课授课人员均为神经科教授或副教授，在相应领域经验丰富又热爱教学，大多数为博士，年龄50岁以下居多（图1-3）。

第三节　神经科教研室工作内容

一、本科生教育

1. 诊断学教学

（1）诊断学大课（教授授课）；

（2）诊断学体征及床旁带教（主治医师或副教授授课）。

2. 神经病学大课授课及考核

（1）上课时间：每年3月份左右；

（2）授课内容及教师；

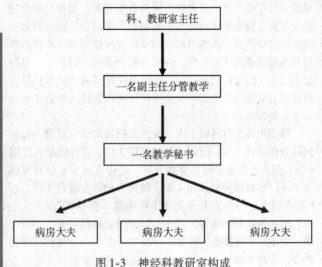

图 1-3　神经科教研室构成

（3）教学大纲及教案；

（4）考核（笔试）。

3. 教学巡诊（小讲课）

（1）形式：病例分析讨论的形式，加深对神经系统疾病的理解，动员同学们的积极性，参与讨论和定位定性诊断分析。并将 PBL 教学模式应用于教学巡诊中，让学生带着问题进入角色，容易理解和记忆。

（2）内容：①脑血管病；②脑炎；③脊髓病；④重症肌无力。

4. 病房小讲课和床旁指导

三个病房共同安排，内容包括神经系统查体规范化指导、神经系统正常及常见异常影像介绍、神经系统常见疾病讲座（包括脑血管病急性期及二级预防，吉兰—巴雷综合征的诊断和治疗，重症肌无力的诊断和治疗，脊髓疾病等）、结合病例组织实习见习医师参与讨论等（图1-4，1-5）。

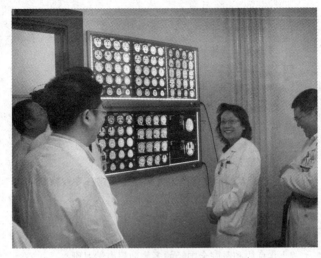

图 1-4 教授床旁读片

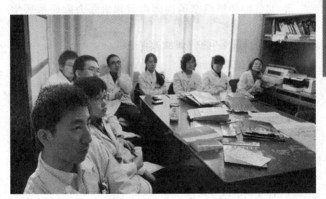

图 1-5 病房小讲课

5. 神经科实习见习及考核

二、研究生教育

现有博士生导师 2 人，硕士生导师 5 人，每年根据情况增减。具体按照研究生院的统一要求进行研究生教学。

三、住院医师培训基地

1. 基地住院医师的职责。

2. 考核标准（轮转表）。

四、进修生教育

1. 进修标准

2. 临床工作

每年计划接收全国各地进修医师到我科培训学习，要求进修医师在上级指导下亲自管理患者，书写病例。

3. 讲课安排

为促进进修医师临床能力的提高，安排各专业疾病的讲座，在不影响临床工作的情况下参加学习。

五、继续教育

1. 北京协和医院全国神经病学高级培训班。

2. 北京协和医院全国经颅多普勒超声学习班。

3. 北京协和医院全国肌电图学习班。

4. 北京协和医院全国脑电图和癫痫学习班。

5. 北京协和医院全国肉毒毒素和肌张力障碍疾病学习班。

6. 参与全院医生护士继续教育讲座。

六、教学改革

1. PBL 教学模式在神经病教学中的应用。

2. 解剖课早期接触临床（图1-6）。

3. 北京市住院医师、专科医师培训基地。

4. 北京市精品课程。

5. 北京协和医学院（中国协和医科大学）校级精品课程。

6. 神经科教改立项。

七、教学相关书籍

1. 神经病学（供8年制及7年制临床医学专业用）

本书由全国高等医药教材建设研究会组织编写，属于卫生部规划教材，全国高等学校教材。由崔丽英任副主编，人民卫生出版社2005年第1版。

2. 神经病学（第5版）

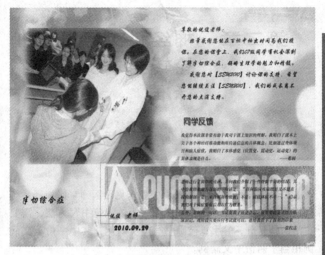

图1-6 解剖课早期接触临床尝试

本书为普通高等教育"十五"规划教材，由崔丽英任主编，人民卫生出版社出版。

第二章　神经科实习见习轮转要求及考核标准

第一节　神经科见习要求及考核方法

一、见习要求

1. 完成三份大病历的书写，要求见习医师掌握神经系统疾病问病史及查体方法，掌握大病历的规范书写方法，需要主治医师打分，签字；鼓励书写英文病例，其中一份英文病例相当于两份中文病例。

2. 跟随病房主管大夫每日两次查房，收治新患者，结合患者的相关表现查询文献，参与患者诊疗的讨论。

3. 除上课时间外，建议留守病房，积极主动学习，随时进行床旁症状体征的询问，参观学习神经科常见的操作。

4. 主治医师和主管医师负责对所见到的临床现象进行提问，具体考核结果体现在打分表上。

5. 由病房主治医师指派见习生进行文献复习，最好结合所管的临床病例；上级医师随时点评。

6. 最后出科的各种考核表直接交病房主治医师手中，教学秘书负责收表，保证背靠背评分。

7. 要求掌握的神经科常见病及症状体征包括：脑和脊髓损害相关的综合征；神经科常用检查方法如 transcranial doppler （TCD）、肌电图和脑电图、神经影像的初步了解（正常与异常的识别）。神经系统疾病的要求：遗传病，如亨廷顿病（Huntington disease）、肝豆状核变性（Wilson disease）、遗传性共济失调、神经纤维瘤；常见肌病或者神经－肌接头病变，如重症肌无力、LES、进行性肌营养不良、多发性肌炎以及运动神经元病；周围神经病，如 GBS 及其变异型、掌握其鉴别诊断；脑血管病，如脑出血、蛛网膜下腔出血、脑梗死、TIA；中枢神经系统炎性脱髓鞘疾病，如多发性硬化、急性播散性脑脊髓炎；运动障碍和帕金森病；癫痫，如各种常见癫痫类型的诊断和治疗；脊髓病，如急性脊髓炎、脊髓血管病、亚急性联合变性；痴呆（AD）。（参照教学大纲要求。）

二、考核标准

1. 出科考试

（1）以见习大组为单位，笔试；

（2）考核目标：是否初步掌握神经系统症状体征、定位及常见神经系统疾病的诊疗。

2. 病房上级医师打分（考核表和病历书写）。

第二节　实习医师神经科见习及考核

一、实习要求

1. 完成三份大病历的书写，要求实习医师较为系统地掌握神经系统疾病问病史及查体方法，掌握大病历的规范书写方法，需要主治医师打分，签字；鼓励书写英文病历，其中一份英文病例相当于两份中文病历。

2. 跟随主管大夫每日两次查房，收治新患者，结合患者的相关表现查询文献，参与患者诊疗的讨论。

3. 除上课外，建议留守病房，积极主动学习，随时进行床旁症状体征的询问，参观学习并在主管医师指导下进行神经科常见的操作训练，如腰椎穿刺检查。

4. 主治医师和主管医师负责对所见到的临床现象进行提问，具体考核结果体现在打分表上。

5. 由病房主治医师指派见习生进行文献复习，最好结合所管的临床病例；上级医师随时点评。

6. 最后出科的考核表直接交病房主治医师手中，教秘负责收表，保证背靠背评分。

7. 需要掌握的神经科常见病及症状体征包括：脑和脊髓损害相关的综合征；神经科常用检查方法如 TCD、肌电图和脑电图；神经影像的初步了解（正常与异常的识别）。神经系统疾病的要求：遗传病（Huntington 病、Wilson 病、遗传性共济失调、神经纤维瘤病）、常见肌病或者神经－肌接头病变（重症肌无力、LES、进行性肌营养不良、多发性肌炎以及运动神经元病）、周围神经病（GBS 及其变异型、掌握其鉴别诊断）、脑血管病（脑出血，蛛网膜下腔出血，脑梗死和 TIA）、中枢神经系统炎性脱髓鞘疾病（多发性硬化，急性播散性脑脊髓炎）、运动障碍和帕金森病、癫痫（各种常见癫痫类型的诊断和治疗）、脊髓病（急性脊髓炎，脊髓血管病、亚急性联合变性）和痴呆（AD）。以上疾病、检查方法及神经科常见综合征需要掌握（根据教学大纲要求）。

二、考核标准

1. 出科考试

（1）以实习大组为单位进行考试，形式为笔试；

（2）考核是否掌握常见神经系统疾病定位定性诊断及治疗原则。

2. 病房上级医师打分（考核表和病历书写）。

第三章 神经科典型病例 step by step 诊断流程

每一个神经科医师及在神经科实习过的学生都知道，与其他学科相比，在疾病的诊断上，神经系统疾病的特殊之处在于先定位后定性，譬如：一个"发热待查"收入内科病房的患者，在进行问诊，查体及拟诊讨论的时候，没有定位诊断这一步，但是神经系统疾病不同，定位诊断的重要性在于能够有效缩小定性诊断的范围，从而有针对性地进行辅助检查，减少患者不必要的花费及缩短住院时间。

不仅如此，作为全身多个系统的一部分，神经系统除了具有其特殊性外，还与多系统疾病密不可分，因此具备整体的诊疗思路也非常重要。我们知道，很多的系统性疾病均可以累及神经系统，如自身免疫性疾病，肿瘤及感染性疾病等。所以在分析和总结病例的时候，只有站得高，看得远，才能有的放矢的诊治。

以下两个病例并非多么特殊的病例，但在临床诊断过程中时时考验医生诊断思路的周密性、全面性。

病 例 一

双下肢麻木无力渐加重1年余，尿便障碍3个月——脊髓髓外肿瘤。

患者，女，70岁。

> **主诉：** 双下肢麻木无力渐加重1年余，尿便障碍3个月入院。

一、病史询问思路

1. 首先围绕患者双下肢麻木无力的进展经过询问。该患者的主诉比较明确，症状比较集中，针对主要症状，从起病开始，认真询问每个细节，对于了解疾病的病变部位、性质、病理生理过程极为重要。首先询问麻木和无力是同时还是何者在前，该患者先出现无力。其次询问双下肢是笨拙、不能支配，还是真的无力；无力何时出现；双下肢是僵硬还是发软；双下肢是同时出现无力，还是先后出现，有无轻重之分，是否出现肌肉萎缩等。该患者双下肢同时出现无力，表现为双下肢发僵，左下肢为重，无肌肉萎缩。接着询问双下肢是同时出现麻木，还是先后出现，间隔多长时间，双下肢麻木有无轻重之分。该患者先出现右侧肢体麻木，1个月后出现左下肢麻木，但右下肢麻木一直比左下肢麻木重。然后按时间顺序要求患者自第一个症状开始逐步描述双下肢麻木无力的发生发展过程。在患者叙述的过程中加以引导，着重了解以下方面：患者的麻木是自下而上逐渐发展，还是自上而下发展；是否伴随痛觉过敏；麻木是逐渐进展，还是停滞不前；是否伴有束带感，在何处出现等。

2. 针对患者第二个主要症状尿便障碍询问以下方面：何时出现尿便障碍，大便是便秘还是失禁；小便是排尿困难、尿潴留还是尿急、尿频、尿失禁；鞍区有无感觉异常等。

3. 在病史询问过程中还应着重了解患者的起病方式，是隐袭或慢性起病，还是急性发病，发病有无诱因，病前有无前驱感染病史，起病后病情的起伏演变过程，是症状迅速进展，此后稳定，呈现阶梯式进展病程，还是逐步进展，中间无稳定缓解期，抑或是反复复发缓解。病程中是否有突然加重，有无诱因。

4. 尽管患者主诉为双下肢麻木无力，仍需要询问上肢，颅神经等有无受累表现，寻找有无被患者忽视的其他神经系统受累的症状，比如有无视力减退，有无后组颅神经麻痹表现，有无上肢麻木无力等。

5. 不能忽视对患者既往病史的询问，再次明确病程经过是否仅1年，既往有无任何诸如肢体麻木无力或视力下降等提示神经系统受损的情况存在，是单相病程还是多相。询问患者有无关节痛、皮疹、雷诺现象、眼干口干等现象。该患者无上述异常表现。

6. 最后了解饮食、睡眠、体重变化及大小便等一般情况。以进一步了解患者是否存在某种慢性疾病，既往身体是否健康。

询问结果：

现病史：患者1年前出现双下肢无力，表现为双下肢僵硬感，行走困难，逐渐加重，左下肢较右下肢明显。病后2个月出现右下肢麻木，麻木自右足开始，逐渐向上发展，间隔1月后左足麻木，双下肢麻木逐渐加重，渐发展至膝部、腰部，胸部有束带感。近3月双下肢无力明显加重，患者基本卧床，行走站立困难，并出现便秘，7～8天排1次大便，小便费力、次数多。病后体重无明显下降。病程中无发热，无视力减退，无皮疹，无关节痛。病前无上呼吸道感染、腹泻等前驱感染病史。

既往史：无特殊。

个人史与家族史：无特殊。

二、体格检查

1. 体格检查前分析

了解患者的临床症状及病情演变后，可以大致推断出该患者为脊髓病。但具体定位在哪一段脊髓，是髓外还是髓内？脊髓损伤是横贯性还是不完全横贯性？是传导束受累为主还是节段性受累？除脊髓受累之外，有无神经根或周围神经、颅神经受累？除神经系统之外有无其他脏器器官受累表现等。以上种种疑问在进行全面而又有重点的体格检查后可能得到回答。所以在体格检查中需要着重以下几方面：一般情况和内科系统检查应注意患者的营养状况，有无贫血水肿，有无肝脾淋巴结肿大，有无骨关节畸形，脊椎有无叩痛等；神经系统检查时不能忽视视力和眼底检查；尽管患者主诉为双下肢无力麻木，也不能忽视上肢肌力、感觉和反射的检查；下肢的检查对该例患者的体格检查来说更是重点部位，应对双下肢的感觉、运动、反射等逐一详查，尤其是深浅感觉障碍的平面，因为这对于脊髓病变的纵向定位很重要；注意是否存在感觉减退、感觉消失或感觉过敏区，双下肢深浅感觉障碍是否相同，是否存在鞍区回避现象等；需要注意腹壁反射是否存在，双下肢锥体束受累情况是否相同等。

体格检查结果：

患者发育正常，营养良好，皮肤黏膜无苍白、水肿，无皮疹，浅表淋巴结未触及肿大。心肺无异常，肝脾不大，无关节红肿压痛，无关节畸形，脊椎无叩痛等。

神经系统专科检查：视力、视野粗测正常，眼底视乳头边界清，无苍白。颅神经检查阴性。双上肢肌力、肌张力正常，腱反射对称引出。左下肢肌力Ⅱ级，右下肢肌力Ⅲ级，双下肢肌张力高，腱反射对称亢进，双下肢可引出踝阵挛，双下肢病理征阳性。T6以下针刺觉减退，右侧较左侧更重，无鞍区回避。左侧T5左右存在感觉过敏带。T6以下音叉觉减退，T12以下音叉觉消失。腹壁反射消失。

三、体格检查后分析

内科查体无异常所见，神经系统检查中颅神经和上肢未发现异常。所有体征集中在双下肢，包括双下肢深浅感觉异常，双下肢锥体束征，以及尿便障碍等，符合脊髓病的表现，因为双上肢正常，考虑为胸段脊髓病可能最大。具体定位在哪一段，深浅感觉平面对于纵向定位很重要。查体发现

T6 以下深浅感觉减退，左侧 T5 水平存在感觉过敏带，考虑病变可能位于 T5 水平，T5 节段神经根受累。患者双下肢尽管都存在感觉运动异常，但右下肢似乎浅感觉障碍更突出，而左下肢以锥体束受累更明显，考虑存在不典型脊髓半切综合征。该患者存在神经根受累表现，无鞍区回避，尿便障碍相对出现较晚，而且符合脊髓半切综合征的特点，考虑为髓外病变。综上所述，该病变定位于 T5 水平髓外病变，病变偏左侧，导致脊髓压迫综合征，符合脊髓半切综合征的表现，累及脊髓的脊髓丘脑束、薄束、皮质脊髓束等传导束，为脊髓不完全性横贯损伤。

四、进一步辅助检查

患者为老年女性，考虑到脊髓髓外病变，慢性病程，逐渐进展，应首先考虑脊髓髓外肿瘤。最常见的是神经鞘瘤和脊膜瘤，还需要除外转移瘤、脊椎锥体或椎间盘病变、脊髓血管畸形、脊髓髓外血肿或脓肿等。基于上述病史和体征的分析，首先最重要的检查是胸段 MRI，目的为证实我们得出的 T5 脊髓髓外病变的结论是否正确（图 3-1）。只有定位准确才能让下一步对于病变性质的推测不会走错方向。

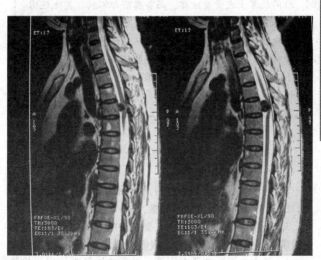

图 3-1　胸部 MRI

1. 胸段 MRI

T5 水平髓外硬膜下、脊髓左前方可见异常肿块，T1WI 呈不均匀等信号，T2WI 呈混杂信号，局部脊髓明显受压向右后移位。

> **定位：** 基于该患者的症状与体征我们已经作出初步推论，考虑为 T5 水平脊髓髓外病变，导致不典型脊髓半切综合征，累及深浅感觉、运动、括约肌功能，且病变偏左侧，同时存在左侧 T5 神经根受累表现。胸段 MRI 显示病变位于髓外硬膜下，病灶局限，脊髓受压，进一步证实了我们的推论。
>
> **定性：** 患者的定位明确后，定性诊断就可以围绕脊髓髓外硬膜下病变来展开。患者慢性起病，逐渐进展，MRI 显示病灶局限，首先考虑为原发肿瘤可能，最常见的是脊膜瘤和神经鞘瘤，其次考虑硬膜下间隙内存在的结构包括脂肪、血管等发生瘤样导致脊髓压迫的可能。神经鞘瘤多为哑铃型生长，多同时伴有椎间孔扩大或骨质破坏，而脊膜瘤却不然。其他还需要鉴别脊髓髓外转移瘤，但恶性肿瘤脊髓转移好发生于硬膜外，而且多伴有骨质破坏；还需要除外脊髓血管畸形，也可以表现为慢性进展病程，注意寻找 MRI 上有无血管流空影。增强 MRI 对于进一步明确病变性质也有意义。

基于以上考虑，拟作以下检查：

1. 胸段增强 MRI。

2. 胸段 X 线检查以明确有无骨质破坏，有无椎间孔扩大，因为 MRI 对骨质变化不敏感。

3. 老年女性进展性病程，要作肿瘤方面的筛查，包括血清学肿瘤指标和 X 线胸片、腹部 B 超，全身骨 γ 显像等。

4. 筛查血沉、类风湿因子、自身抗体等指标用于排除风湿免疫病导致的骨质破坏或炎性肉芽肿等造成脊髓压迫征的可能。

5. 常规检查如血、尿、便常规，肝肾功能等，对于了解患者的一般状态有帮助。

主要检查结果：

1. 胸段 MRI 增强显示病灶均匀强化。

2. 血沉、自身抗体、类风湿因子正常。

3. 血清肿瘤筛查正常，X 线胸片和腹部 B 超正常。全身骨 γ 像正常。

4. 胸椎 X 线片显示椎间孔无扩大，锥体和椎弓根无骨质破坏。

5. 血、尿、便常规，肝肾功能正常。

四、初步诊断

综合上述检查结果诊断为：T5 脊髓硬膜外肿瘤

　　　　　　　　　　　　　　脊膜瘤可能性大

　　　　　　　　　　　　　　神经鞘瘤不除外

诊断依据：患者慢性起病，逐渐进展病程，病程中无发热，无后背疼痛，无急性加重过程，症状与体征符合脊髓外压迫征的表现。胸段 MRI 显示病变位于 T5 节段脊髓硬膜外，未发现异常血管流空影，病灶均匀强化。胸段 X 线片显示无骨质破坏，椎间孔无扩大。肿瘤筛查和血沉、类风湿因子等正常。综上所述考虑为脊髓硬膜外原发性肿瘤，脊膜瘤可能性大，神经鞘瘤待除外。

五、治疗

患者脊髓压迫征明确存在，病灶局限，位于硬膜外，首选手术切除。若不及早手术，病灶逐渐扩大，导致脊髓进一步受压，可导致脊髓完全横贯性损伤。当然患者病程长，脊髓受压较重，术后神经系统体征能否有所恢复无定论。术中患者取俯卧位，常规消毒铺巾，做 T4 ~ T5 正中切口，切开皮肤，皮下，棘上韧带，背侧肌肉筋膜层，推开两侧椎旁肌，显露T4、T5椎板，咬除T4、T5棘突及椎板，在该处硬膜外可见偏于左侧的淡红色肿瘤，质硬，钙化明显，包膜完整。肿瘤直径约1.5cm，将肿瘤全切除，标本送病理检查。术后病理回报：脊膜瘤伴骨化，免疫组化 S - 100 （ + ），EMA（散在 + ），CD68（散在 + ）。

六、诊疗问题小结

该患者的诊断过程再一次证明病史询问和查体对于疾病诊断的重要性。该患者在病史询问时就吸引我们将目光集中在其双下肢上。患者无任何颅神经和上肢的异常。在神经系统查体之前我们已经有了大致方向，可能是脊髓病。而且患者在描述症状时提出左下肢肌力比右下肢差，而右下肢的麻木比左下肢重，并且有胸部束带感，尿便障碍又相对出现晚，提示可能为髓外病变。这样在查体过程中就有的放矢，既做到详尽又能重点突出。查体果然证实为脊髓半切综合征，初步定位于T5脊髓髓外病变。此时首要任务就是做胸段MRI检查。假如对于患者的症状与体征观察不仔细或有疏漏，不能得出正确的定位，可能就会贻误诊断。此后基于对于脊髓硬膜外病变的鉴别诊断，我们做了相关的检查，最终考虑为原发肿瘤可能，最终决定手术治疗。而术后病理检查结果也证实了我们的推断。

（魏妍平）

专家点评

本病例是我们学习神经系统定位诊断的一个非常好的教学病例。从病例的问诊开始到体格检查、辅助检查，我们可以清晰地看到主管医生的临床思维过程。当我们接诊这样一个患有神经系统疾病的患者时，一开始就会思考，"双下肢无力"是上运动神经元损害，还是下运动神经元损害？病变的平面在哪里？是脊髓，还是大脑？是髓外，还是髓内？这些疑问贯穿整个临床诊断过程，引导我们去判断推理，探寻真相。我们可以根据所掌握的神经系统病变的定位知识，询问病史和查体。患者双下肢发僵，无肌肉萎缩，提示我们可能为上运动神经元损害。双下肢麻木自下向上发展到胸部，提示胸段脊髓髓外病变的可能。尿便障碍出现晚，没有颅神经和上肢损害的症状均支持上述判断。而通过体格检查，我们可以根据客观的体征进一步检验和证实我们的初步诊断。事实上，如果病史不能提供足够的定位信息时，详细的查体常会带给我们客观的诊断依据。明确的定位诊断可以缩小检查的范围，使得辅助检查有的放矢，直接选择胸段 MRI 检查，避免了大撒网式的检查。

（黄　颜）

病例二

左眼睑下垂、言语不清、手足麻木无力 1 年——甲减周围神经、肌病。

患者，女，73 岁。

> **主诉：**左眼睑下垂、言语不清、手足麻木无力 1 年入院。

一、病史询问思路

1. 首先询问患者主要症状有哪些，是突发起病还是隐匿起病，有无晨轻暮重现象，有无明显的诱因，有无加重缓解的因素，所有的症状是否同时发生，是进行性加重还是起伏波动。该患者主要症状是左侧上睑下垂，言语不利，左耳听力下降和四肢进行性麻木无力。

2. 其次着重询问每一个症状。该患者起病时主要症状是左侧上睑下垂，言语不利及左耳听力下降。首先应询问起病的快慢，进展的情况：是急性起病，迅速达高峰，还是无意中发现，逐渐进展，有无晨轻暮重现象，病情有无起伏波动等。是否伴有视物成双及视物模糊。言语不清同时是否伴有饮水呛咳及吞咽困难，同时还要询问患者有无面部麻木和无力表现，上述症状有无加重缓解的因素，运动后或静息情况下有无憋气，夜间能否平卧等。该患者在感冒1周后开始出现言语不清、口角流涎、舌尖麻木，易舌咬伤，饮水呛咳，远视时复视、左眼睑下垂，当时仍可睁开，无晨轻暮重现象，伴左耳听力下降，并进行性加重。

3. 患者另一个突出症状是四肢麻木无力。应仔细询问患者四肢麻木无力是否远端开始逐渐向近端发展，双侧是否对称，是否有晨轻暮重现象，有无易疲劳和运动不耐受的表现，麻木是否伴疼痛，无力是否影响行走及上下楼。患者表现为左侧手足麻木、发胀，开始为手指及足趾麻木，不伴疼痛，力弱不明显，约1周后出现右侧手足麻木，手足麻木逐渐加重，数天内麻木感上升至双手腕及踝以下，逐渐出现行走不稳，双下肢沉重，走路踩棉花感，易摔倒，上、下楼均费力，休息后可好转。

4. 询问患者有无多汗、心慌、体重下降、多食善饥、怕热、怕冷、皮肤干粗、声音低沉、便秘等内分泌代谢紊乱的表现。询问患者有无关节痛、皮疹、雷诺现象、眼干口感等。该患者自述有怕冷，皮肤粗糙、声音低沉及便秘表现。

5. 最后了解饮食、睡眠、体重变化及大小便等一般情况，以进一步了解患者是否存在某种慢性疾病。既往身体是否健康。该患者发病以来精神可，睡眠不佳，夜间憋气，多梦，长期便秘，小便正常，体重较前增加2kg。

询问结果：

现病史：患者于2007年4月感冒后发热，于当地医院对症治疗好转，约1周后开始出现言语不清、口角流涎、舌尖麻木，易舌咬伤，饮水呛咳，远视时复视、左眼睑下垂，当时仍可睁开，无晨轻暮重现象，伴左耳听力下降，左侧手足麻木、发胀，开始为手指及足趾麻木，不伴疼痛，力弱不明显，无头晕头痛，无发热，无肢体肿胀，约2周后出现右侧手足麻木，手足麻木逐渐加重，数天内麻木感上升至双手腕及踝以下，并自觉怕冷、皮肤干粗、声音低沉。外院按"脑血管病"治疗后患者肢体麻木症状缓解不明显，逐渐出现行走不稳，双下肢沉重，走路踩棉花感，易摔倒，上、下楼均费力，休息后可好转，左侧上睑下垂较前加重。夜间憋气明显，易醒，可平卧，无肢体肿胀，外院诊断"鼻甲大"，予鼻甲切除术后患者症状无好转，仍有间断憋气，余症状同前。怕冷、皮肤干粗和声音低沉加重，饮水呛咳并出现手足肿胀感和腹胀便秘。2007年9月再次于外院就诊，按"脑血管病"治疗，症状无缓解。至2007年11月自觉病情加重，左眼不能睁开，四肢无力，上楼需要帮助，行走无力易摔倒，左手手指不能并拢，不能扣扣子，上述症状进行性加重。发病以来精神可，睡眠不佳，夜间憋气，多梦，长期便秘，小便正常，体重较前增加2kg

既往史：2006年12月因"胰腺炎"住院，保守治疗后缓解，此后一直食欲不佳。近几年来发现听力下降，病后症状明显。

个人史与家族史：无特殊。

二、体格检查

1. 体格检查前分析

该患者在体格检查时应在系统全面检查的基础上注意以下几方面：发育与营养状况；是否有特殊面容如贫血水肿；皮肤黏膜情况，是否存在皮肤干燥脱屑；尤其注意浅表淋巴结有无肿大等。各系统器官检查时尤其注意眼部及耳部检查，另需注意有无脏器肿大，关节红肿压痛等。在神经系统专科检查时首先着重颅神经的检查，尤其注意眼睑下垂程度，有无疲劳现象，有无复视。注意三叉神经的检查，检查听力有无改变，是否双侧对称。检查四肢肌力如何，是近端肌无力还是远端肌无力，尤其应注意是否存在手袜套分布的浅感觉障碍，有无肢体远端痛觉过敏，同时有无提示上运动元损伤的锥体束征，有无肌肉无力和萎缩等。

体检结果:

患者发育正常,营养良好,面容水肿,皮肤粘膜无苍白,四肢远端水肿,皮肤干燥脱屑,无皮疹,浅表淋巴结未触及肿大。眼球无突出,球结膜无充血水肿,鼻窦无压痛。心肺无异常,肝脾不大,无关节红肿压痛等。

神经系统检查:神清,言语低沉含糊,双瞳等大等圆,光反应灵敏,左上睑下垂,眼动充分,各向均有复视,未见眼震,闭目有力,双耳听力下降,软腭上抬差,咽反射存在,伸舌居中。左手手指不能并拢,对指力弱5-级,右上肢肌力5级,双下肢肌力5级。左手虎口、鱼际肌、指间肌肌肉略萎缩。四肢手腕,踝以下手套袜套样针刺觉减退,手指,足趾轻触觉消失,左手虎口处针刺觉减退更明显;音叉觉,关节位置觉正常。双上肢反射对称引出,双侧跟膝腱反射偏低,共济运动可,Romberg(+),病理征(-),颈抵抗(-)。

2. 体格检查后分析

查体首先系统性检查发现患者存在面部水肿,四肢远端水肿,皮肤干燥脱屑。说明患者可能存在系统性疾病,在进一步辅助检查中须注意。神经系统查体发现言语低沉含糊,左上睑下垂,眼动充分,各向均有复视,软腭上抬差,咽反射存在,伸舌居中,说明患者舌咽迷走神经受累并不明确。左手肌肉无力萎缩,四肢手腕,踝以下手套袜套样针刺觉减退,双上肢反射对称引出,双侧跟膝腱反射偏低。上述症状无波动,无晨轻暮重现象,不支持神经肌肉接头病变。未发现传导束性感觉运动受累表现,不支持上运动神经元受累。四肢远端手袜套针刺觉减退,下肢腱反射减低支持周围神经病变。另外患者存在可疑多颅神经病变:动眼神经、听神经及舌咽迷走神经,需要进一步检查来证实。

三、辅助检查

1. 患者从外院带来的辅助检查结果：

(1) ESR 40mm/h，抗核抗体谱（-）、CK 2045.5IU/L，Hb 101g/L。

(2) MRI 示多发性腔隙性脑梗死。

(3) 胸部 CT 示慢性支气管炎、间质性肺炎。

(4) 肌电图示上下肢神经源性损害。

结合外院检查结果，本患者尚不能除外肌肉病变，虽然在体格检查中未发现

2. 为进一步明确患者的周围神经和肌肉病变情况做以下检查：

(1) 肌电图，神经传导速度和重复电刺激：上下肢周围神经源性损害，可疑肌源性损害，重复神经电刺激（RNS）未见异常，感觉诱发电位（SEP）未见明显异常，未发现肌源性和神经源性损害表现。重复电刺激正常。

(2) 血肌酶谱：CK 633U/L，LDH 436U/L，升高。

(3) 眼科检查患者无明显动眼神经受累表现。

(4) 耳科检查符合双耳重度混合性聋。

(5) 新斯的明试验阴性。

(6) 常规检查：血、尿、便常规，肝肾功能：血常规 Hb 108g/L，MCV 96.6fl，MCH 31.7pg，MCHC 328g/L；肝肾功正常；血脂总胆固醇 9.61mmol/L，三酰甘油 1.02 mmol/L，低密度脂蛋白-胆固醇（LDL-C）6.95mmol/L。

> **定位**：基于对患者症状与体征的分析结合上述辅助检查结果，肌酶谱升高，肌电图和神经传导速度提示周围神经病变，因此可基本定位于周围神经和肌肉，除外神经肌肉接头病变。症状和体征提示多颅神经受累，表现在上睑下垂、听力下降和言语不利。全身系统检查发现肺部间质病变，贫血和鼻甲肥大的证据。因此患者定位诊断：周围神经、肌肉、颅神经及多系统受累。

定性：引起周围神经病的原因很多，包括感染后、中毒、副肿瘤、营养代谢性疾病及遗传代谢性疾病等。老年人需要重点除外：①副肿瘤相关周围神经病；②营养代谢性疾病；③自身免疫相关疾病；④代谢性疾病。结合病史和检查，我们发现本例患者除了周围神经受累以外，还存在肌肉及多颅神经病变，而且全身多系统受累的证据包括肺部、贫血、鼻甲大。因此需要完善相关检查

3. 基于以上考虑，拟作以下检查：

（1）头颅 MRI＋增强：重点检查脑干周围病变，是否颅神经受压。

（2）内分泌检查：包括空腹及三餐后血糖，糖化血红蛋白，糖耐量试验等，甲状腺功能检查。

（3）血清免疫学指标：抗核抗体（ANA），ENA，AN-CA，自身抗体等。

（4）其他炎性指标：血沉、C 反应蛋白，蛋白电泳，PPD 试验等。

（5）全身肿瘤筛查：胸部 CT，腹部 B 超，血清 CA 系列筛查等。

（6）腰穿检查：明确有无炎症及肿瘤证据，有无蛋白细胞分离现象。

主要检查结果：

1. 头颅 MRI：双侧额顶叶皮层下及基底节区多发点状缺血灶，双侧乳突炎症，蝶窦筛窦黏膜增厚，未见脑干及周围异常信号。

2. 内分泌检查：包括空腹及三餐后血糖，糖化血红蛋白，糖耐量试验等正常，甲状腺功能检查：甲

状腺功能 T_3 0.13ng/ml，T_4 0μg/dl，明显减低，TSH 70.389μIU/ml，明显升高。甲功 3 项正常。

3. 血清免疫学指标：ANA S 1∶80（+），dsD-NA（−）、补体、自身抗体、ANCA、ENA、蛋白电泳、免疫固定电泳和免疫球蛋白均正常等。

4. 其他炎性指标：ESR 28mm/h，余正常。

5. 全身肿瘤筛查，CEA 5.38 稍高（正常<5），余 CA、CEA 系列正常，肺癌筛查正常，胸腹增强 CT 提示：双肺下叶间质病变（积液可能），心影增大，多发肝肾囊肿，右肾小结石；子宫双附件 B 超：子宫肌层多发钙化灶。上述检查提示：未发现全身肿瘤证据。

6. 腰穿压力为 175 mmH$_2$O，脑脊液常规正常，生化蛋白 0.67g/L，糖和氯化物正常，细胞学正常，MBP 和 Ig 合成率正常，寡克隆区带（−），血及脑脊液 Hu-Yo-Ri 正常。CSF 结果提示蛋白细胞分离。

四、初步诊断

综合上述检查结果诊断为：甲状腺功能减低
　　　　　　　　　　　　　周围神经肌病
　　　　　　　　　　　　　肺间质病变

诊断依据：患者临床表现为上睑下垂、听力下降、言语不利、四肢远端麻木无力，上述症状呈进行性加重，无加重或缓解的因素。神经系统外表现尚包括怕冷、便秘、皮肤干燥粗糙等，既往无甲状腺功能减低病史，无发热、关节痛、皮疹或浅表淋巴结肿大的证据。实验室检查未发现诸如感染、肿瘤、营养不良等方面的证据，头颅 MRI 基本排除了脑干周围异常信号导致的多颅神经麻痹的可能。患者经过上述各项辅助检查，唯一肯定的阳性发现是甲状腺功能明显减低，内分泌科会诊：甲状腺功能减低诊断明确。而周围神经和肌病是甲减最常见的神经系统并发症之一，而本例患者在病史中即存在甲减的某些特异性表现如怕冷、便秘及皮肤干燥粗糙等，进一步证明甲状腺功能减低的诊断。

五、治疗

明确诊断后予甲状腺素小剂量替代治疗，起始量 12.5μg/d，每周加量 12.5μg。同时给予 B 族维生素、叶酸治疗。患者补充甲状腺素治疗后皮肤干燥明显好转，左上睑下垂及听力稍好转，余症状无明显变化，复查血肌酶 CK 232U/L。

六、诊疗问题小结

本例患者神经系统临床表现为上睑下垂、听力下降、言语不清及四肢远端麻木无力，早期无怕冷、便秘、皮肤干燥粗糙等代谢紊乱的表现，既往否认甲状腺功能减低史。经过详细的病史询问和全面详尽的体格检查首先确定为周围神经病和肌病，同时患者存在多系统受累的证据，因此开始寻找病因，先后排除了全身肿瘤、感染、免疫介导、营养障碍等多种致病因素，最终甲状腺功能筛查发现了患者存在明显的甲低。患者全部的临床症状、体征和实验室检查结果均可以解释：甲减所致周围神经肌病并非少见，另外言语含糊、四肢水肿、肺间质水肿以及听力下降均可以用甲减所致黏液性水肿来解释。至此甲状腺功能减低、周围神经肌病诊断基本明确。从本例患者的诊断过程中得到的经验教训是：某些系统性疾病可以以神经系统症状首发。作为神经科医生，在问病史和体格检查时，不仅需要重视神经系统症状体征，其他系统性症状和体征不容忽视，否则很容易漏诊一些常见的系统性疾病。

（倪　俊）

专家点评

本例很好地揭示了神经系统疾病诊治中的一个重要理念：局部与整体辩证结合。类似的情况还可见于线粒体疾病、中毒及副肿瘤综合征等。当我们专注于神经系统专科查体、解剖定位的时候，一定不要忘记以系统、全面的观念来分析总结，神经系统病变有其特点，但终归是整体疾病的一部分，我们在分析病例时，尤其是在面对纷繁复杂、毫无头绪的线索时，要善于寻找其中的联系，从某种程度上来说，我们不仅是神经科大夫，更应该是全科大夫。

（彭　斌）

第四章 实习医师疑难病例大讨论 （CPC）

北京协和医院历史悠久，素以诊治来自全国各地的疑难杂症而闻名。优良的传统培育了一代又一代的协和人，这些勤勤恳恳工作在临床一线的医生们，怀揣信念，以诊治患者为己任。内科 CPC 堪称协和一景，每到这一周的周三下午，多功能厅总是座无虚席，来自各临床专科的上至专家、教授，下至实习见习医师，都饶有兴致地参与，激烈讨论之后方才公布正确诊断。大家喜欢这种悬念，能够结合临床特征及辅助检查结果进行有理有据的争论，众说纷纭。我们实习见习医师也有自己的 CPC，尽管没有那么的精深，但反映了同学们的悉心准备及对神经系统疾病诊疗的逐渐领悟（图4-1）。

病例一　病例摘要

患者，女，58 岁

主诉： 发作性右侧肢体抖动、无力 6 个月余

现病史： 患者入院前 6 个月无明显诱因开始出现发作性右侧肢体抖动，每日发作 3～4 次，每次持续约 1min，不伴意识障碍，无上下肢抽搐、无言语不利、无肢体麻木以及无大小便障碍，常因咳嗽、紧张及劳累而诱发，休息后可自行缓解。自述在发作严重或不能及时休息时，抖动后可出现右侧肢体无力，每次持续 3～4min 后自行缓解。外院一直未予明确诊断和治疗。

既往史： 发现糖尿病 4 年，一直口服二甲双胍治疗；慢性支气管炎 10 余年；曾发现血压高，未给予特殊治疗。

个人史与家族史： 个人史无特殊。父母均有高血压，父亲死于食管癌，母亲死于脑卒中，兄长 46 岁时患脑血管病。

查体： BP 130/80mmHg，发育正常，营养良好，神志清

楚，言语流利。内科系统检查未见异常。脑神经检查无异常。四肢肌力 5 级，肌张力正常，四肢腱反射对称引出，右下肢病理征阳性，左下肢病理征可疑阳性，深浅感觉正常，共济运动正常，脑膜刺激征阴性。

一般辅助检查：

1. 常规检查：血尿便常规、凝血功能、肝肾功能、梅毒血清反应、感染指标、同型半胱氨酸等各项指标均于正常值范围。

2. 胸部 X 线检查正常、腹部 B 超提示脂肪肝。

3. 心电图 Ⅱ、Ⅲ、aVF 及 V4 ~ V6 导联的 ST 段压低。超声心动图心脏结构及功能正常。

要求： 可围绕以下问题进行讨论，也可以进一步展开，集思广益。

1. 病史询问中有无补充？包括阳性症状及重要的阴性症状？

2. 查体中需要注意哪些问题？有无补充？

3. 从病史和查体推测定位诊断？

4. 除上述辅助外，为进一步明确诊断以及鉴别诊断，需要进行哪些检查？

5. 定性诊断有哪些可能性？分析原因。

分析与讨论

（神经科医生负责解答学生提问）

杨仕林（04 级*实习生）　　总结病例特点：患者中老年女性，病程 6 个月，发作性症状，表现为右侧肢体抖动无力，每日发作 3 ~ 4 次，每次持续约 1min，严重时伴无力，有明确诱因，没有高级智能的影响；既往糖尿病、高血压、慢性支气管炎病史；家族史中兄长患脑血管病，且发病年龄低；体格检查结果为右下肢病理征阳性，左下肢可疑阳性；腹部 Bus 脂肪肝，ECG 示陈旧性缺血性改变；定位诊断方面，患者右下肢病理征阳性，右上肢 Hoffmann （＋），提示锥体束受损，在颈段以上水平（若为椎体交叉前，则为左侧受损，若为椎体交叉后，则为右侧受损）。患者肢体抖动，可能为一种不自主运动，定位在基底核区。

张冰清（05 级见习生）　主诉中右侧肢体指上肢还是下肢，抖动频率是怎样的？

倪　俊　上下肢均有，上肢比较明显，抖动比较规律，无震颤和强直。

杨仕林（04 级实习生）　抖动的特点和部位对诊断有重要意义，并且可以提示病变部位，所以应继续询问抖动特点是什么：有无头颈部运动，是上肢先还是下肢先；后续的无力是指肢体疲劳还是运动不能？

倪　俊　没有头颈部运动，上肢比较明显，无力是明确的肌力下降，严重时不能持物、行走。

范思远（05 级见习生）　该患者发作时是否有特异的与体位相关的诱因，是否有心肌梗死等病史，是否进行颈动脉听诊，需行颈动脉 BUS、TCD、MRI？

倪　俊　诱因同前所述，与体位无关，入院颈部听诊（－），需要提醒同学们的是诊断过程中不应大范围开具辅助检查，而是根据自己思路判断最优检查。

徐　丹（04 级实习生）　患者发作时血压如何？病史中只陈述了运动症状，脑干受累多表现为交叉性功能障碍，内囊因结构紧凑，受累可引起三偏征或多种功能障碍，而大脑皮层因范围广，更易出现局灶性功能障碍，因此需详细询问有无视力视野变化、感觉异常及失语。

姚　远（04 级实习生）　患者发作前有无先兆，如幻视、幻嗅等，有无低血糖、脑血管病。

张冰清（05 级见习生）　发作时有无电解质异常？

杨仕林（04 级实习生）　查体时上肢有无病理征？

倪　俊　患者无感觉、视力视野障碍，无先兆，发作时未查血糖及电解质，入院查体右下肢 Hoffman 征（＋），左下肢 Hoffman 征（－），掌颌反射（－）；本患者为发作性疾病，理论上出现病理征可能性小，故此项查体有提示意义；请进一步探讨具体定位、定性诊断。

徐　丹（04 级实习生）　　患者症状同时累及单侧上下肢，运动为主，与视力、视野、感觉无关，不支持脑干及内囊病变，且患者上肢症状较下肢重，根据中央前回肢体运动区分布特点，考虑定位于大脑中动脉供血区皮质；定性方面，患者存在心肌缺血性改变、DM 等心脑血管疾病高危因素，更倾向于脑血管病，TIA 可能性大。不支持点为有 TIA 多为发作性疾病，一般无病理征，而该患者病理征阳性，故考虑可能为既往隐匿性的脑卒中或出血所残留。目前首选的检查是颈动脉 B 超。

吴万龙（04 级实习生）　　定位诊断：患者主要临床表现为发作性右侧肢体抖动，发作后可伴有肢体无力；体征有右侧病理征（＋）。因仅有运动系统单独受累，考虑病变定位于左侧大脑皮层运动区。定性诊断：①癫痫：患者临床表现以肢体抖动这一刺激症状为主，且具有发作性、重复性、刻板性的特点。考虑有癫痫的可能。结合患者有病理征阳性，症状性癫痫可能性大。但患者发病时表现非典型单纯部分性发作的特点，且癫痫发作前少有明确诱因，为不支持点。故应进一步行 VEEG 监测明确诊断，并查头颅 MRI 寻找可能的致痫灶；②脑血管病：患者为中老年女性，有高血压、糖尿病、家族史等脑血管病高危因素。临床症状有一过性局灶神经受累表现，且常为咳嗽、劳累、紧张等诱发（存在 TIA 的灌注不足发病机制），遗有病理征。心电图有多导联 ST 段压低提示可能存在全身血管病变基础如动脉硬化。故不应忽视 TIA 乃至缺血性卒中等脑血管病的可能性。但脑卒中的表现多为缺损症状，而该患者以刺激性病变为主，此项为不支持点。可进一步查头颅 MRI、TCD、颈部血管超声等检查明确诊断。

范思远（05 级见习生）　　同样考虑定位于脑，患者症状为抖动，与典型癫痫不同，且明确脑血管病高危因素，定性考虑 TIA 可能性大，应行头颅 MRA，评估颅内血管状况。

张冰清（05 级见习生）　　患者中老年女性，表现为偏侧肢体反复发作的抖动，还需要考虑 MS（多发性硬化），该病患者可表现为持续时间短暂、可有特殊诱因的运动异常。

姚　远（04 级实习生）　　考虑定位于动眼神经核以上，

内囊区可能性大；锥体外系方面因为没有震颤和强直，所以受累可能性小；发作时间短、快，以刺激性症状为主，发作后有无力，定性首先考虑 SPS 发作，发作后无力可用 Todd 瘫痪解释，应行脑电图 VEEG 监测发作期及发作间期放电；其次考虑脑血管病：患者老年女性，有心脑血管病史、家族史，支持 TIA 发作，但患者发作刻板、刺激症状为主、过于频繁为不支持点；是否为其他少见类型的小血管病；辅助检查首选头颅 MRI，评估颅内有无器质性病灶；同时发作时应测血糖，排除低血糖导致的抽搐。

卢 强 如姚远同学所说，刺激性症状的确应首先考虑癫痫发作，但癫痫主要表现为抽搐、肌肉阵挛，其目睹症状的家属一般诉为"抽动"，与这个患者的发作状态不同；此外癫痫发作的不可预测性更强，没有如此典型的诱因；即使判断是癫痫发作，也仅仅是初步诊断，要进一步探求癫痫的病因。

倪 俊 部分 TIA 和癫痫是很难鉴别的，主要靠脑电图判断有无痫性放电。

卢 强 即使有脑电图检查，仍有少部分患者无法明确诊断，但通过该患者症状体征，考虑病变比较近运动区，如果是癫痫发作，行脑电图应该有所提示。

倪 俊 癫痫可反复发作，但是一般没有体征，Todd 瘫痪也只是发作后短时间存在，所以该患者表现与癫痫不符，更像颅内低灌注所导致，出现了 TIA。其发作可能机制有：微栓塞机制、凝血异常机制、动脉粥样硬化机制、血流动力学机制；后面两种因为脑血管的器质性病变是固定的，所以每次受累的部位相同，发作起来也可以很刻板；而微栓子机制较难发现，因为栓子堵塞血管不可预测，故这种发作是不刻板的；既往认为 TIA 的症状应在 24 小时内完全恢复，以此和脑梗死鉴别，但最新研究表明即使症状恢复，部分患者脑组织也会有缺血早形成，故时间判断无意义，要通过影像学（DWI）来判断是否有器质性结构改变。

倪 俊 TIA 一般以缺失症状为主，该患者为何仅表现为抖动及抖动后无力？该病属于 TIA 中一种，即肢体抖动 TIA（limb shaking TIA）；目前其机制未明，可能与基底节、额叶缺血有关，抗血小板治疗有效；故目前诊断为 TIA，进一步行相关检查，发现该患者颈内动脉虹吸段有明显狭窄，MRI 上内分水岭有病灶；给予介入治疗后患者症状消失。

张冰清（05 级见习生） 此类发作如何与多发性硬化早期相鉴别？

倪　俊 MS 主要表现为复发缓解，发作和缓解期都较长，而该患者是发作性的，发作时间短频率高，且 MS 有痛性痉挛等其它表现，故本病例不支持 MS 的诊断。

卢　强 MS 每次发作要超过 24 小时，且间距 1 个月；首次发病超过 60 岁基本不考虑 MS，也是鉴别要点之一。

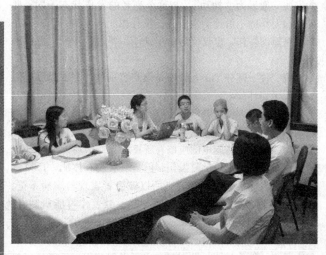

图 4-1　CPC 现场

病例二　病例摘要

患者，男，38 岁。

主诉： 发热、头痛 19 天。

现病史： 入院前 19 天患者无明显诱因出现右上腹隐痛，当晚出现畏寒、寒战、发热，T38.6℃；伴头部波动样疼痛，右侧明显，无恶心、呕吐。病后饮食睡眠大小便正常，体重无明显下降。予静脉输注头孢曲松钠、口服泰诺林治疗后，仍反复发热，伴头痛，颈项强直，多在傍晚开始，凌晨3点左右达高峰，T 38.5～39℃，此后体温可降到正常，热退后头痛明显减轻。

既往史： 否认肝炎、糖尿病、高血压、冠心病病史。否认结核病史及结核接触史。预防接种不详。对青霉素、去痛片过敏。

个人史及家族史： 间断接触牛羊。吸烟20年，20支/日；饮酒6年，啤酒1000ml/日，偶饮白酒，500ml/次。家族史：（－）。

查体： 发育正常，营养良好，无特殊面容，皮肤粘膜无苍白、水肿，无干燥脱屑，无皮疹，浅表淋巴结未触及肿大。心肺无异常，肝脾不大，无关节红肿压痛等。神经系统专科检查：视力、视野粗测正常，眼底视乳头边界清，无出血和渗出。颅神经未发现异常。四肢肌力5级，四肢腱反射对称引出。四肢深浅感觉正常。双侧病理征阴性。颈软，双侧克氏征（＋），布氏征（－）。

一般辅助检查：

1. 常规检查：血 WBC 正常，淋巴细胞比例增高.

2. 尿、便常规，肝肾功能正常。

3. ESR 3mm/hr，PPD 试验（－）。

4. 血 EB 抗体、CMVpp65（－）；血结核抗体（－）。

5. 血 TORCH：RV－IgG1：160（＋），HSV－IgG1：256（＋）。

可围绕以下问题进行讨论：

1. 病史询问中有无补充？包括阳性症状及重要的阴性症状？

2. 查体中需要注意哪些问题？有无补充？

3. 从病史和查体推测定位诊断？

4. 除上述辅助外，为进一步明确诊断以及鉴别诊断，需要进行哪些检查？

5. 定性诊断有哪些可能性？分析原因，提出可能的治疗方案。

分析与讨论

徐　丹（04 级实习生）　　总结病例特点：中年男性，主诉为"发热、头痛 19 天"，病史主要累及消化、神经系统，消化系统表现为一过性右上腹痛，神经系统表现为与发热相关的头痛、颈项强直，头孢曲松钠治疗无效；个人史中比较特异的是有牛羊接触史。查体：一般情况好，无颅神经损伤，肌力、肌张力正常，无感觉障碍，仅有双侧 Kernig 征（＋）。患者目前无意识改变，无颅神经、运动感觉系统受累，仅表现为脑膜刺激征，故定位于脑膜，可行头颅 MRI 进一步除外脑实质受累；定性方面首先考虑病毒感染，急性起病、抗生素治疗无效均为支持点，因考虑到患者病程中有一过性右上腹痛，是否为嗜肝病毒感染，常见的嗜肝病毒有 CMV 和 EBV，但少有神经系统受累，且血清学（－），较难解释病情全貌；第二应考虑布氏杆菌病，该病可同时引起消化系统症状和神经系统病变，其神经系统病变较少引起高级智能变化，患者间歇热、明确牛羊接触史、常规抗生素无效均支持这一点，可继续询问患者有无大汗、关节痛、神经根痛等症状，查体方面注意有无肝脾肿大、淋巴结肿大，可行布氏杆菌凝集实验以辅助判断。

戴张晗（04 级实习生）　　患者中年男性，病程中首先出现一过性消化系统症状，随即发热、头痛、颈强，故感染性疾病可能性大；病原体方面因急性病程，血象中淋巴细胞升高为主，均支持病毒感染；常见的引起脑膜炎的病毒包括柯萨奇病毒、单纯疱疹病毒、肠道病毒 71 型等，患者病程中仅出现一过性腹痛，无腹泻、脓血便等，无法解释病情全貌；需与结核性脑膜炎等相鉴别，可行腰穿进行脑脊液相关检查；此外患者有牛羊接触史，也要考虑布氏杆菌感染及其他特殊病原体感染可能。

倪　俊　　具体定位诊断是怎样的？

戴张晗（04 级实习生）　　定位于脑膜，因为患者病程中无神经系统局灶性症状和体征，但有脑膜刺激征。

张冰清（05 级见习生）　　在询问病史方面还有以下需

要补充：发病前是否吃特殊或不洁食物，发病季节，有无蚊虫叮咬，之前有无饮酒；症状方面还要询问意识情况，就诊过程中有无脱水降颅压治疗；查体方面需补充腹部查体，肛门指诊，神经系统查体，尤其是感觉和运动方面，皮肤有无瘀点瘀斑。根据目前已知结论定位于脑脊膜；同意戴张晗分析，定性首先考虑感染。

姚 远（04 级实习生） 现病史方面需询问意识及高级智能有无改变，有无局灶性神经系统体征，以寻找有脑实质受累的证据；还要询问有无全身症状，如咳嗽咳痰、肝脾淋巴结肿大；头孢曲松钠给药的具体方式，是否正规剂量正规疗程给药；定位诊断同意此前同学观点；定性方面因急性起病，抗生素效果差，血象淋巴细胞高，均支持病毒感染，故应首先考虑；其次为结核，但根据目前情况证据不足，因为起病急且未经止泻治疗病情缓解；下一步需要行腰穿，常规、生化、细胞培养，寻找相关证据；考虑到患者牛羊接触史，还需要行布氏杆菌凝集试验以明确有无异常。

倪 俊 在鉴别有无脑实质受累时一定要询问高级智能的情况，因为部分脑炎可以没有其他局灶性症状，但有高级智能受累。

周立新（主管医师） 补充一下该患者入院前后病史及检查情况：患者入我院时病程已经 19 天，行腰穿检查结果基本正常，症状基本缓解；发病时在宣武医院查 CSF 轻度淋巴细胞反应。

倪 俊 病史询问中要注重病程进展，阳性阴性症状，治疗经过及转归；定位方面可行脑电图和 MRI 判断脑实质是否受累。

张冰清（05 级见习生） 患者有上腹痛如何解释，为何入院正规治疗后仍反复发热？

周立新 入院后给予正规抗病毒治疗，过程中仍反复发热，最高可达到 40 度，伴畏寒、寒战、大汗；不发热时与常人无异。

倪 俊 要进一步判断患者右上腹痛是真的躯体内脏性疼痛，还是由于高热导致的全身不适；最常见的累及神经系统同时伴随消化道症状的疾病是伤寒和菌痢，本患者是否支持?

徐 丹（04 级实习生） 本患者仅有一过性消化系统症状，无持续腹痛、腹泻，大便性状无改变，便常规检查无特异性提示，可能性不大。布氏杆菌病可以引起中枢神经系统症状，但多无意识障碍，同时可累及神经根，患者双侧 Kernig 征（＋），但无颈强，考虑患者可能并非脑膜受累，而是坐骨神经根受累。

周立新 脑脊膜是一个连续的结构，累及脑膜可同时累及脊膜，从而引起神经根性疼痛，但该患者无此方面症状，未述根性疼痛。

吴万龙（04 级实习生） 患者间断接触牛羊，能否描述下具体是怎么接触的?

周立新 患者父亲在乡间养羊，本人生活于城市，偶尔去帮父亲放羊。

张冰清（05 级见习生） 患者 TORCH 中两项阳性，有何意义?

倪 俊 正常人 Torch 也会强阳性，因此单纯血液中阳性意义不大；脑脊液中阳性意义较大，但阳性率极低；比较特异的是 SSPE，血和脑脊液抗体滴度都会很高。

周立新 如果你是该患者的主管医师，下一步要做什么检查以明确诊断?

吴万龙（04 级实习生） 血培养，因为患者高热 39 度以上，伴畏寒、寒战，说明此时有病原体入血，形成菌血症，应于患者寒战时抽取阳性率最高。

周立新 吴万龙同学的分析十分正确，患者病程中伴有间断高热，大汗，上述症状提示此时可能有血行的播散，此时进行血培养往往有阳性发现，该患者正是血培养提示布氏杆菌阳性。

戴张晗（04 级实习生） 为何在高热的时候不重复行腰穿检查?

倪 俊 因为反复腰穿可能会引起感染、脑脊液漏等并发症，且如前所述找到病原体的可能性不大，故选取有创检查时应权衡利弊，此种情况下重复检查益处不大。

张冰清（05 级见习生） 应先从常见病考虑，该患者如何排除病毒感染？

周立新　无法完全排除，但该患者入院后首先给予正规抗病毒治疗，过程中病情仍有明显反复，热退几日后复发高热，与病毒的病程特点不符，不支持这一诊断。

专家点评

临床病例讨论是培养临床思维能力的重要方式之一，著名医学杂志《新英格兰医学杂志》(*The New England Journal of Medicine*) 每期都设有临床病例讨论专栏。尽管最终的诊断与分析不一定正确，但分析讨论过程是对自己知识的检验，是非常好的锻炼机会，在谜底揭开之后，再回过头来修正自己的分析过程，能让自己得到提高。临床医学是经验医学，临床经验就是建立在无数的病例分析总结基础上的。对于实习大夫来说，真正参与临床病例讨论的机会和时间不多，临床工作中更多的是听上级大夫查房分析，被动地参与，这是临床教学中需要改进的方面。尽管有时实习医师的分析略显幼稚，但对培养正确的临床思维思路非常有益，以上两例病例讨论很好地体现了这些观点。实习医师们基本能抓住重点，如在第一个病例中能抓住 TIA 的特点，同时又合理提出与癫痫的鉴别诊断，第二例病例中抓住血行感染的要点，从而提出进行血培养检查的方法，有助于最终的诊断。因此，在带教老师的指导下，组织以实习医师为主体的病例讨论，请实习医师提出自己的看法，不以最后正确诊断为目标，重在锻炼培养临床思维过程，这种方法也是 PBL 方法 (problem-based learning) 在临床中的运用，值得今后进一步推广。

（彭　斌）

第五章 实习见习优秀大病例展示

第一节 中文病例

病 例 一

住 院 病 历

姓名：邢××　　　　　　　　籍贯：北京

年龄：67 岁　　　　　　　　民族：汉族

性别：男　　　　　　　　　　入院日期：2011 - 04 - 06

婚姻：已婚　　　　　　　　　记录日期：2011 - 04 - 06

职业：教师　　　　　　　　　病史陈述者：患者本人

住址：北京市朝阳区　　　　　可靠程度：可靠

主　诉：突发右侧肢体无力 1 天。

现病史：患者于 2011 年 4 月 5 日上午 10:00 餐后突发右下肢无力，行走欠稳，并逐渐加重，中午行走时摔倒。下午出现右上肢无力，不能持筷。无肢体麻木、疼痛、踩棉花感，无言语不利、口角歪斜，无意识障碍、眩晕、视物模糊、视物成双，无饮水呛咳、吞咽困难、构音障碍。于 17:32 急诊，查体：血压 172/93mmHg，神清语利，颅神经（-），颈无抵抗，右上肢肌力 4 级，右下肢肌力 3 级，左侧上下肢肌力 5 - 级，四肢腱反射对称存在，双侧 Babinski 征（+）。血常规：N% 82.9%，余正常；肝肾功能：Glu 12.0mmol/L，余正常。头颅 CT：脑干右侧、左侧侧脑室周围多发片状低密度影，缺血灶可能；双侧椎动脉末段、基底动脉钙化可能。予阿司匹林肠溶片 0.2g qd，阿托伐他汀钙

20mg qn，羟乙基淀粉及银杏叶提取物治疗，患者未服阿司匹林肠溶片及阿托伐他汀钙。今晨自觉右下肢无力稍缓解，但右上肢无力加重，右臂无法抬举过头。为进一步诊治于今日15：00收入病房。

起病以来，精神、睡眠、食欲佳，大小便正常，体重无明显变化。

既往史：15年前诊断糖尿病，现服拜唐苹1# tid，空腹血糖控制在7~8mmol/L。10余年前左侧髌骨骨折，3年前右腕骨骨折，已治愈。2年前因中耳炎右耳鼓膜穿孔行手术治疗，遗留右耳听力明显减退。10个月前因突发左侧肢体无力、言语欠清于北京协和医院急诊，头颅CT示：脑干、左侧底节区内囊前肢、左侧脑室后角多发脑梗塞，诊断脑梗死，予阿司匹林肠溶片、辛伐他汀、银杏叶提取物、羟乙基淀粉治疗，1周后肢体无力缓解，1个月后言语欠清缓解，后未规律服药。无高血压、冠心病、房颤病史，血脂不详，无肝炎、结核病史，无输血史，无食物或药物过敏史。预防接种情况不详。

系统回顾

呼吸系统：否认长期咳嗽、咳痰、咯血、胸闷、喘憋等病史。

循环系统：否认心前区疼痛、晕厥、下肢水肿等病史。

消化系统：否认长期纳差、恶心、呕吐、腹痛等病史，否认呕血、黑便、皮肤黏膜黄染等病史。

血液系统：否认皮肤苍白、乏力、皮下瘀斑等病史。

泌尿生殖系统：否认长期尿急、尿痛、血尿及脓尿等病史。

内分泌及代谢：发育正常，否认面容改变、手足增大、毛发增生、脸变圆红等病史。

运动骨骼系统：否认脊柱、四肢畸形等病史，10余年前左侧髌骨骨折，3年前右腕骨骨折，已治愈。

神经系统：否认长期头痛、眩晕、抽搐及肌肉萎缩史，具体见现病史。

个人史：吸烟20余年，20支/天；饮酒30余年，50g白酒/天。无疫区居留史，无疫水接触史。退休前为教师，无放射线或化学毒物接触史。

婚育史： 适龄结婚，育有 2 女，女儿及妻子体健。

家族史： 父亲因患脑栓塞、房颤去世，母亲患高血压、乳腺癌，一弟患冠心病、糖尿病。否认家族性遗传病史。

体 格 检 查

T 35.8℃　　HR 100 次/分　　R 21 次/分　　BP 160/94mmHg　　SpO$_2$ 100%

一般情况：步入病室，发育正常，营养良好，自主体位，神情语利，查体合作。

皮肤、黏膜：全身皮肤无苍白、黄染，无皮疹、瘀点瘀斑，无蜘蛛痣及肝掌。

淋巴结：全身未及浅表淋巴结肿大。

头部：头颅大小及形态正常，无畸形，无包块及瘢痕。

眼：眼睑无水肿，无下垂，结膜无充血，巩膜无黄染，虹膜纹理清晰，角膜清亮。

耳：耳廓无畸形，外耳道无异常分泌物，乳突无叩痛。

鼻：鼻外形正常，鼻腔无异常分泌物，鼻窦无压痛。

口：口唇红润，颊黏膜及齿龈无溃疡，齿列齐，腮腺导管口无异常分泌物，咽不红，扁桃体不大。

颈部：外形对称，颈静脉无充盈，肝颈静脉回流征阴性，气管居中。甲状腺未及肿大。未及颈部血管杂音。

胸部：胸廓两侧对称、无畸形及局部隆起，呼吸动度双侧对称，无胸廓压痛，无皮下水肿。

肺脏

视诊：呼吸节律正常，呼吸动度双侧对称。

触诊：双侧触觉语颤正常对称，无胸膜摩擦感。

叩诊：双侧叩诊呈清音，肺下界活动度8cm。

听诊：双侧呼吸音清，未闻及干、湿啰音，无胸膜摩擦音。

心脏

视诊：心前区无隆起，未见心尖搏动。

触诊：心尖搏动在锁骨中线第 5 肋间，无抬举样搏动，心尖及各瓣膜区未及震颤，未及心包摩擦感。

叩诊：叩诊心界不大。

听诊：心律齐，心率100次/分，心音有力，心尖及各瓣膜区未闻及杂音及额外心音，未闻及心包摩擦音。

腹部

视诊：腹部平坦，未见胃肠型或蠕动波。

触诊：腹软，无压痛、反跳痛、肌紧张，肝脾肋下未触及，Murphy征（－）。

叩诊：全腹叩诊鼓音，移动性浊音阴性，肝区无叩痛。

听诊：腹主动脉、肾动脉及髂总动脉未闻及血管杂音，肠鸣音3bpm。

血管：全身大血管无枪击音，周围血管无水冲脉。双侧桡动脉、股动脉、足背动脉搏动对称正常。

四肢、脊柱：脊柱无畸形，L2～L3椎体压痛，四肢无畸形，未见杵状指，关节无红肿，活动自如。

肛门、外生殖器：未查。

专 科 查 体

一般情况：神清语利，对答切题，查体合作。高级智能活动正常。

颅神经：Ⅰ 未查。

  Ⅱ 粗测视力、视野正常。

  Ⅲ、Ⅳ、Ⅵ 双侧眼裂对称、大小正常。双侧眼睑无下垂，眼窝无内陷，眼球各向运动到边，无复视。双侧瞳孔正圆等大，直径约3mm，直接及间接对光反射灵敏。

  Ⅴ 咀嚼肌有力、对称，张口无下颌偏斜。面部痛触觉对称引出。直接及间接角膜反射灵敏。未引出下颌反射。

  Ⅶ 双侧额纹对称，闭目有力。双侧鼻唇沟对称，示齿口角无偏斜，鼓腮有力。味觉无异常。

  Ⅷ 粗测听力右侧下降，Rinne试验右侧AC＜

BC，左侧 AC > BC，Weber 试验偏左。

Ⅸ、Ⅹ 构音清楚，声音无嘶哑。悬雍垂居中，双侧软腭抬举有力。双侧咽反射灵敏。饮水试验（－）。

Ⅺ 转颈、耸肩有力。

Ⅻ 伸舌居中，无舌肌萎缩、震颤。

运动系统：肌肉无萎缩、肥大；四肢肌张力正常；右上肢近端肌力 3 级，远端 4 级，右下肢近端肌力 4 级，远端 5 级；左侧肢体肌力 5 级；无手足徐动、肌阵挛等不自主运动。

感觉系统：双侧肢体、躯干针刺觉、音叉振动觉、关节位置觉对称引出。

反射：双侧肱二头肌反射、肱三头肌反射、桡骨膜反射对称活跃，左下肢膝腱反射及跟腱反射活跃，右下肢膝腱、跟腱反射未引出，双侧踝阵挛、髌阵挛未引出。

共济运动：右手轮替、指鼻试验不能完成，右侧跟－膝－胫试验欠稳准，左侧肢体共济运动未见异常，Romberg 征（－）。

病理反射：双侧 Hoffmann 征（－），双侧掌颌反射（＋），双侧 Babinsiki 征（＋），右侧 Chaddock 征（＋），右侧双划征（＋），左侧 Chaddock 征及双侧 Oppenheim 征均（－）。

脑膜刺激征：颈无抵抗，Kernig 征（－），Brudzinski 征（－）。

自主神经系统：皮肤划痕试验正常反应。皮肤黏膜无苍白、潮红、红斑及发绀。

辅 助 检 查

血常规（2011－4－5）：N% 82.9%，余基本正常；

肝肾功（2011－4－5）：Glu 12.0mmol/L，余正常；

头颅 CT（2011－4－5）：脑干右侧、左侧侧脑室周围多发片状低密度影，缺血灶可能；双侧椎动脉末段、基底动脉钙化可能；

头颅 CT（2010－6）：脑干、左侧底节区内囊前肢、左侧脑室后角多发脑梗死。

病例摘要

患者邢××，男，67 岁，主因"突发右侧肢体无力 1 天"于 2011 月 4 月 6 日 15：00 入院。患者于 2011 年 4 月 5 日 10：00 时饭后突发左下肢无力，并逐渐加重。下午出现行走困难，伴右上肢无力，不能持筷。于 17：32 急诊，查体：血压 172/93mmHg，神清语利，右上肢肌力 4 级，右下肢肌力 3 级，双侧 Babinski 征（＋）。头颅 CT：脑干右侧、左侧侧脑室周围多发片状低密度影，缺血灶可能。予阿司匹林肠溶片、阿托伐他汀钙、羟乙基淀粉及银杏叶提取物治疗。自觉右下肢无力稍缓解，但右上肢无力加重，为进一步诊治入院。既往史：15 年前诊断糖尿病，现服拜唐苹血糖控制不佳。10 余年前左侧髌骨骨折，3 年前右腕骨骨折，已治愈。2 年前因中耳炎右耳鼓膜穿孔行手术治疗，现右耳听力明显减退。10 个月前因左侧肢体无力、言语欠清在北京协和医院诊断脑梗死，予阿司匹林肠溶片、辛伐他汀、羟乙基淀粉及银杏叶提取物治疗，症状缓解后未规律服药。个人史：吸烟 20 余年，20 支/天，饮酒 30 余年，白酒 50g/天。婚育史：无殊。家族史：父亲因房颤、脑栓塞去世，母亲患高血压、乳腺癌，一弟患冠心病、糖尿病。查体：BP：160/94mmHg，HR100bpm，律齐，颈部未及血管杂音。神清语利，高级智能正常，右侧听力减退；右上肢肌力远端 4 级，近端 3 级，右下肢肌力近端 4 级，远端 5 级，左侧肢体肌力 5 级。右下肢膝腱、跟腱反射未引出，余腱反射正常。双侧掌颌反射、双侧 Babinsiki 征、右侧 Chaddock 征、右侧双划征（＋）；其余神经系统查体未见异常。辅助检查：头颅 CT（2010－6）示脑干、左侧底节区内囊前肢、左侧脑室后角多发脑梗死。

入院诊断：右侧肢体无力

　　　　　脑梗死

　　　　　陈旧性脑梗死

　　　　　2 型糖尿病

高血压病（2级，极高危）

右耳中耳炎并鼓膜穿孔术后

右耳传导性耳聋

左侧髌骨、右腕骨骨折史

医师签名：倪　俊/姚　远

首次病程记录

2011-4-6　15：30

一、病例特点

1. 老年男性，急性起病，症状逐渐达高峰。

2. 临床表现　以右下肢无力起病，继而累及右上肢，症状上肢重于下肢，近端重于远端。无言语不利、眩晕，无恶心、呕吐，无复视。

3. 既往史　患糖尿病15年，血糖控制不佳。右侧鼓膜穿孔手术后右耳听力明显下降2年。10个月前因左侧肢体无力、构音障碍诊断脑梗死，服用阿司匹林肠溶片、辛伐他汀后症状缓解，后未规律服药。个人史：长期大量吸烟饮酒史。

4. 家族史　有心脑血管病、糖尿病家族史。

5. 查体　血压160/94mmHg，HR100bpm，律齐，颈部未及血管杂音。神清语利，高级智能活动正常，右侧听力减退，Rhinne试验AC＜BC，Weber试验偏左。四肢深浅感觉正常。右上肢肌力远端4级，近端3级，右下肢肌力近端4级，远端5级，左侧肢体肌力5级。四肢肌张力正常。右下肢膝腱、跟腱反射未引出，余腱反射正常。双侧掌颌反射、双侧Babinsiki征、右侧Chaddock征、右侧双划征（＋）。其余神经系统查体未见异常。

床旁饮水试验（－）。

NIHSS评分：4分。

6. 辅助检查　急诊头颅CT示脑干右侧、左侧侧脑室周围多发片状低密度影，缺血灶可能。

二、拟诊讨论

定位诊断：右侧肢体无力，查体右侧肢体肌力下降，上肢肌力较下肢差，近端较远端差，右侧病理征（＋），定位左侧皮质脊髓束（延髓锥体交叉以上），结合患者病程中无眩晕、恶心、复视等常见后循环受累的症状体征，考虑纵向定位于左侧基底节或以上可能，血管定位于左侧颈内动脉系统－大脑中动脉供血区。但后循环脑干病变不能完全除外。其左侧病理征（＋），定位右侧皮质脊髓束，考虑为既往脑梗死遗留体征。

定性诊断：患者老年男性，有脑梗史、糖尿病、大量吸烟饮酒史等脑血管病危险因素，本次急性起病，临床上主要表现为右侧肢体无力，症状持续超过 24 小时，急诊头颅 CT 排除脑出血，故急性缺血性脑血管病，脑梗死诊断明确。与 2010 年头颅 CT 相比，本次未见明确的新发病灶，可进一步行头颅 MRI + DWI 明确本次责任病灶。

结合 TOAST 分型，病因方面有以下考虑：

1. **大动脉粥样硬化** 患者有糖尿病、大量吸烟饮酒史等动脉粥样硬化的危险因素，故此次发病大动脉粥样硬化可能性较大。虽既往患者无高血压病史，但病后 2 次血压高于 140/90mmHg，考虑可能存在高血压病，需监测血压，排除应激性血压升高。同时可行同型半胱氨酸、血脂水平检查，评估是否合并其它危险因素。发病机制可能为①穿支动脉原位血栓形成闭塞；②动脉到动脉栓塞，大动脉粥样硬化斑块脱落堵塞穿支动脉，可同时合并低灌注。需行颈部血管彩超、TCD 及 MRI、MRA、斑块分析以明确诊断。

2. **小血管病** 患者老年，CT 示脑干、侧脑室后角及周围多发片状低密度影符合小血管病影像学特点，起病后两侧血压高于 140/90mmHg，可能存在高血压病，需考虑小血管病可能。明确诊断需排除大动脉粥样硬化狭窄 > 50%、有易损斑块，并在上述检查基础上行 MRI T2 ＊。

鉴别诊断：

1. **其它的缺血性脑血管病** ①短暂性脑缺血发作（TIA）：患者临床症状持续超过 24 小时未缓解，不支持 TIA；②心源性栓塞：患者无房颤、心瓣膜病等病史，病后症状有一逐渐进展过程而非快速达峰，不支持心源性栓塞；③血管畸形、血管炎、夹层动脉瘤所致的缺血性卒中：患者目前无证据支持上述病因。

2. 脑出血 也可以出现持续的局灶神经系统症状体征，且患者有可疑高血压病，但是头 CT 未见高密度影，可排除。

3. 颅内占位性病变 颅内肿瘤或脑脓肿等也可急性发作，引起肢体无力等局灶神经功能缺损症状，但患者无发热、白细胞升高等感染指征，头颅 CT 未提示占位性病变，不支持。

三、诊疗计划

1. 完善常规检查。

2. 完善血同型半胱氨酸、血脂、血糖等检查，全面评估脑血管病危险因素。

3. 完善头颅 MRI + DWI 明确责任病灶。

4. 完善心脏超声、颈部血管超声、TCD + 栓子监测、头颈 MRA + 斑块分析，必要时行 T2 * 检查以助于明确病因和发病机制。

5. 向患者及家属进行脑血管病二级预防宣教，嘱患者戒烟限酒，低盐低脂糖尿病饮食。

6. 监测血压，患者目前尚处于脑梗死急性期，血压升高不显著，暂可不予降压治疗，以避免低灌注加重临床症状；待急性期后可根据血压情况决定是否使用降压治疗。

7. 监测控制血糖，维持水电解质及酸碱平衡。

8. 抗血小板聚集、调脂稳定斑块，改善脑供血及灌注。

9. 功能锻炼及康复锻炼，预防肺炎、深静脉血栓等并发症。

医师签名：倪 俊/姚 远

专家点评

神经科大病例的书写可能是所有病例中最复杂的，病史及查体内容包含了神经科专科和其它各系统的病史和体格检查。现病史要求详细询问和记录本次发病的相关情况，也就是神经科疾病的发生发展过程和伴随症状。现病史应该围绕主诉，说明病情的变化，避免流水账似的记录。本病例是神经科常见疾病—脑梗死。现病史准确描述了右侧肢体无力发生的顺序、具体时间。对于肢体无力有非常客观的描述，如

"下午出现右上肢无力，不能持筷"，"右上肢无力加重，右臂无法抬举过头"。使得我们能够充分了解肢体无力的程度和变化。对于脑梗死，要求病史应记录症状出现的具体时间，甚至准确到几点几分，因为症状出现的时间可能会影响到具体治疗措施，如是否可以溶栓治疗。本病例既往史对于相关的病史记录非常详细，使我们能够了解到患者具备常见的脑血管病高危因素，为诊断提供了依据。神经系统病变的性质复杂多样，可能涉及全身各个系统，包括感染、免疫系统疾病、肿瘤、营养代谢、遗传变性疾病等等，有条理的、详尽的系统回顾可以提供诊断的线索，避免遗漏。同样体格检查除了神经系统专科检查，全面查体非常重要。颈部血管是否有杂音？是否有房颤？是否有淋巴结肿大等等，应一一检查，不能流于形式。病例摘要应突出重点，一目了然。首次病程记录病例特点总结性归纳发病形式、阳性症状体征和主要阴性症状体征、主要辅助检查结果等。拟诊讨论是病例非常重要的环节，神经系统疾病首先要求定位诊断，然后是定性诊断。熟练掌握神经系统的解剖和神经系统不同部位损害的临床特征，是进行定位诊断的基础。应注意排除一些干扰因素，如本例左侧病理征是脑梗死后遗症所导致，与本次发病无关。本病例定性诊断讨论非常具体、详尽，没有满足于脑梗死的诊断，对于可能的发病机制进行了充分的讨论。所有病例都要求进行鉴别诊断，这样可以使我们充分思考，避免漏诊。诊疗计划容易泛泛而谈，实际上应因人而异并符合临床实际要求。本病例制定的诊疗计划明确、具体，在临床实践中易于执行。总之，通过本病例，可以看出该实习医师很好地掌握了神经科病例的书写模式。临床思路清晰，熟练掌握了脑血管病的诊断和治疗原则。

（黄　颜）

第二节　英文大病历

Case Record

Name：Yang Heping　　　　　　Birth place：Beijing

Gender: Female   Race: Han

Age: 39 years old   Hospitalization date: 2010 – 08 – 31

Marriage: Married   Record date: 2010 – 08 – 31

Occupation: Clerk   History teller: Patient

Address: No. 219 Dong Yuan, Wangjing,   Reliability: reliable
Chaoyang District, Beijing

Chief complaint: intermittent headache, dizziness with nausea and vomiting for 3 years, aggravated for 10 days

Present History: Three years before presentation (On October 2007), after a labor, the patient had a severe explosive headache over the partial region, which persisted after one hour, and was accompanied with dizziness, heaviness, nausea and non-ejective vomiting of stomach content, but without blurred vision, tinnitus, hearing loss, unsteady gate, sudden blindness, numbness or fatigue. The blood pressure then was 170/110mmHg, and CT of the head was normal (according to the patient). Her symptoms alleviated after intravenous mannitol, oral antihypertensive drugs and NSAIDs. During the next 3 years, similar episodes recurred approximately every half a year, with less severity and short duration (about 10min). Ten days before presentation (2010 – 08 – 21), at 4 pm, the patient had a sudden severe explosive headache without known causes, accompanied with dizziness, nausea, and non-ejective vomiting of stomach content. She also felt numbness of in the three fingers of the ulcer half of both hands. The patient went to the medical department of this hospital. Physical examination was normal, though her blood pressure was 192/94mmHg. CT of the head showed slight hypointense lesions in the paraventricular white matter area bilaterally. Nifedipine, Ginaton, promethazine, and metoclopramide were administered, and her symptoms were partially resolved. On the next day, she went to the Tiantan hospital where physical examination was reported to be normal. She was prescribed with diphenhydramine and Oxycodone Acetaminophen tablets, and her headache was greatly improved, leaving only intermittent aching for about 10 min, but her dizziness and heaviness persisted. 8 days before admission, she went to the neurology department of this hospital. On physical examination, she had bilateral pale conjunctiva but was otherwise normal. Laboratory results were generally normal. CT of the head showed suspected hypointense lesion in the left paraventricle area and a left lateral ventricle smaller than the right one. MRI of the head reported to have multiple vasogenic ischemic lesions in the temporal and partial occipital lobes bilaterally, as well as around posterior horns of both lateral ventricles; multiple micro-hemorrhagic lesions on both basal ganglia areas; and a subacute ischemic lesion on the right occipital-partial area. Ultrasonography of the carotid arteries suggested occlusion of the middle-distal portion of the right internal carotid artery. TCD showed unsatisfactory detection of the beginning portion of the right carotid artery, increased blood velocity in the siphon portion of left carotid artery with turbulence and murmurs, and increased blood velocity in bilateral posterior cerebral artery and basal artery, with normal frequency. Head MRA and plaque analysis reported that the lesions were consistent with Moyamoya disease. A diagnosis of "multiple intracranial lesions, multiple vessel occlusion, possibly Moyamoya disease" was made.

The patient had vaginal bleeding after several in vitro fertilization (IVF) failures since July 2010, which lasted to August 21, 2010 (10 days before presentation). The bleeding amount was reported to be large. She felt decreased speech fluency during the past 3 years. She denied any light hypersensitivity, arthralgia, oral or genitalia ulceration, and Raynaud syndrome. No diet, sleep, voiding or cognitive disorders were reported. She did not notice any weight change.

Past history: She was diagnosed of primary hypertension 15 years ago, with a peak BP of 192/94mmHg. Her blood pressure could be controlled at 140/90mmHg with oral anti-hypertensive drugs. She had diabetes mellitus for 5 years which was controlled by diet alone. She received ovary cystectomy 2 years ago in this hospital. She denied any history of heart disease, HBV and TB infection or contact, trauma, blood transfusion, and food or drug allergy. Her vaccination history was not clear.

System review:

Head and Neck: she denied any history of visual abnormality, no deafness, tinnitus, nasal bleeding, toothache, gums bleeding or harshness.

Respiratory: she denied any history of chest pain, night sweet, pharyngeal pain, cough, hemoptysis, difficulty of breathing.

Circulatory: Except hypertension, she did not report history of angina, chest discomfort, edema, or ascites.

Digestive: she denied any history of eructation, regurgitation, difficulty in swallowing, abdominal pain, diarrhea, jaundice, hematemesis or hematochezia.

Urinary: she denied any history of frequent micturition, urgent micturition or odynuria, as well as waist pain.

Hematologic: she denied any history of paleness, memory loss, angina, tongue pain, bleeding, jaundice, lymphadenopathy, hepatosplenomegaly or skeletal pain

Endocrine: she denied any history of hypertrichiasis, hyperhidrosis, fatigue, polyuria, edema, significant change of body weight, hyperpigmentation or sexual dysfunction

Personal history: She denied living endemic regions. She did not smoke, drink alcohol, or use illicit drugs.

Marriage and menstruation: She was married at due age. G1P0. She had her first menstruation at the age of 13. She had regular menstruation until 2008 when she had long term irregular vaginal bleeding, for which she received ovary cystectomy in 2008. Her menstruation resumed normal after the surgery.

Family history: Her father had diabetes mellitus, and her mother had hypertension and heart disease. Her two elder sisters were healthy. No family members was found to have similar disease. And no familial inherited diseases were reported.

Physical examination

T 37.0℃   HR 88bpm   R 22bpm   Bp 145/100 mmHg

General condition: The patient was wheeled in. She was thin and nourished. She was conscious and cooperative. Facial expressions were normal. Her skin had normal color, temperature and humidity. No jaundice, rash or bleeding was seen.

Lymph nodes: No lymph nodes could be palpated.

Head: She had normal head shape and black hair. No scar was seen on her face.

Eye: There was no edema in her eyelids, and no bleeding in her conjunctiva. Her sclera were normal and both cornea were transparent. Her pupils were equal in shape and both reacted well. Visual acuity was generally normal. She had no lid lag or fixed stare. The sclera were anicteric, mucous membranes were moist.

Ear: No pus or tenderness was noticed. Auditory acuity was generally normal.

Nose: Nasal passage was normal without discharge. No distortion of septa was found. No tenderness was palpated in bilateral sinus

Oral cavity: The oropharynx was clear. There was no cyanosis on the lips and no ulceration on mucous. Her teeth were normal. No redness, edema or pus was seen on the gums. Her tonsils could not be detected.

Neck: the neck was supple, with no lymphadenopathy. The trachea was in the middle. The carotid pulses were normal, without bruits. The jugular venous pressure was normal. The thyroid was palpated to be enlarged, at grade Ⅲ, no murmurs could be heard over the thyroid gland.

Chest: The chest was symmetric in shape. Chest respiratory was present, at rate of 22bpm and with normal rhythm.

Lung

Inspection: respiratory movement was normal.

Palpation: thoracic expansion and vocal fremitus were normal and symmetric. No pleural friction fremitus could be palpated.

Percussion: Normal and symmetric resonance, without dullness or hyperresonance

Auscultation: Normal breath sound could be heard in both lungs without any rales, vocal resonance or pleural friction rub.

Heart

Inspection: Neither protrusion of precordium nor apical impulse could be inspected

Palpation: Apical impulse could be palpated at the 5th intercostal space, and 0.5cm medial to the left midclavicular line. No thrill or pericardium friction rub could be palpated.

Percussion: cardiac dullness border:

Right (cm)	Intercostal space	Left (cm)
2	II	3
2	III	5
2	IV	5
	V	9

Auscultation: Heart rate was 88bpm, with normal rhythm. No abnormal heart sound, murmurs or pericardial frication sound could be auscultated.

Radial arterial pulses were normal and symmetric without abnormal rhythms.

Peripheral vessel pulse signs were not detected.

Abdomen:

Inspection: the abdomen was symmetric without protuberance. There were two small scars in the mid-abdomen bilaterally. No venous engorgement was noticed as well as rashes, gastric or intestinal pattern and mass.

Palpitation: the abdomen was palpated soft, without tenderness or rebound. No succusion splash or fluctuation was noticed. The liver and spleen could not be palpated.

Percussion: The dullness border of the liver was normal. The shifting dullness sign was negative

Auscultation: the gurgling sound was normal at a rate of 3 times per min

Digital rectal examination: the anus was normal without any fistula or abscess. The anal sphincter was of normal function. The mucous was smooth and no blood was seen after retrieval of the digit.

Musculoskeletal: The spine had normal curves and movement. No tenderness was noticed. Significant atrophy was noticed in all four limbs but with normal strength and movement. No clubbed finger, venous engorgement, muscle shrinkage or fractures were noticed. No edema was noticed.

Neurological system

General condition: The patient appeared slightly irritable, with complete motor aphasia and slight sensory aphasia. The cognitive and mental status were normal.

Cranial nerve

I   not checked.

II   Her visual acuity and fields were normal in both eyes. Fundus examination revealed normal optic disc and papilla.

III, IV, VI   no ptosis or enophthalmos was seen. The pupils were of normal size and shape in both eyes, with a diameter of 3mm. Both the direct and indirect light reflexes were normal bilaterally. Eye movements were normal without diplopia or nystagmus.

V   The strength of bilateral masticatory muscles were normal and symmetric. No deviation was noticed in the lower mandible. The prick sensation was normal. The corneal reflex was presented but not the submandible reflex.

VII   Bilateral forehead wrinkles and nasolabial groove were present and symmetric. And the eyes could be closed with strength.

Ⅷ Auditory acuity bilaterally was normal. AC > BC, Weber's test was normal.

Ⅸ, Ⅹ the uvula was central, but the soft palate could not be elevated. Pharyngeal reflex could not be stimulated.

Ⅺ The patient could turn her head and shrug her shoulders well.

Ⅻ The tongue deviated to the right, without atrophy or fibrillation

Motor system: Significant atrophy could be noticed in all four limbs, but muscle strength, and tones were normal, without thrills and other involuntary movements.

Reflex: Tendon reflexes were present and symmetric in the upper limbs, but diminished in the lower limbs. Ankle clonus and patella clonus could not be detected in either side. Abdominal reflex was not present.

Pathological reflex: Palmomental reflex and sucking reflex were not present. Hoffmann sign was negative in either side, as well as Babinski sign. Chaddock sign was positive in the right side but negative in the left.

Sensory system: Prick and vibration sensations were present, as well as stereognosis and graphesthesia.

Ataxia: Alternate motion, finger nose test and heel-knee-tibia test were accurate in both sides.

Meningeal irritation: No cervical stiffness was present. Kernig sign, Brudzinski sign and Lasegue sign were negative in either side.

Autonomic system: skin-scathing test was negative.

Adjuvant Examinations

August, 2010:

Head CT: bilateral slight decreased density in the paraventricle white matter region.

CBC: WBC 12.26 * 10^9/L, N% 75.6%, RBC 3.61 * 10^{12}/L, Hb 94g/L.

Liver and kidney function test: GLU 6.8mmol/L.

Head MRI: multiple lesions in the temporal and partial occipital lobes bilaterally, as well as round the posterior horns of both lateral ventricles, consistent with vasogenic ischemic changes; Multiple small low signals on both basal ganglia areas, consistent with micro-hemorrhage; Plaques of long T2 weight signal on the right occipital-partial area, consistent with subacute ischemic lesions.

Ultrasonography of the carotid arteries: loss of blood signal in the middle-distal portion of the right internal carotid artery, consistent with occlusion.

TCD: unsatisfactory detection of the starting portion of the right internal carotid artery; increased blood velocity in the siphon portion of left internal carotid artery with turbulence and murmurs; increased blood velocity in bilateral posterior cerebral artery and basal artery, with normal frequency.

Head MRA and plaque analysis: the lesions were consistent with Moyamoya disease.

Abstract

This 39 year-old woman was presented with intermittent headache, dizziness, nausea and non-ejective vomiting which has been lasted for 3 years which aggravated in the past 10 days. 3 years ago the patient had a sudden explosive headache over the partial region that persisted for an hour, and was associated with dizziness, nausea and vomiting. Blood pressure then was 170/110 mmHg and CT of the head was reported to be normal. Her symptoms were alleviated by mannitol, antihypertensive drugs and NSAIDs. Similar but mild episodes recurred about every half a year without known causes. 10 days before presentation, she had a sudden severe headache similar to the first episode, which persisted after enhanced mannitol and antihypertensive drugs. Images of the head were reported to be consistent with Moyamoya disease. She had voluminous vaginal bleeding during the past month. Speech fluency was reported to have decreased. Her past medical history included uncontrolled hypertension of 15 years, uncontrolled diabetes mellitus of 5 years, ovarian cystectomy 2 years ago and several failed IVF. Physical examination revealed a mildly irritated woman with decreased speech fluency and thyromegaly (grade Ⅲ). Neurological examination revealed soft-palate elevation weakness, diminished pharyngeal reflex, significant muscle atrophy but preserved strength and tone; diminished abdominal reflex and decreased lower tendon reflex. Chaddock sign was positive on the right side. Her tongue deviated to the right. Laboratory was notified for decreased Hb (94g/L) and increased serum glucose (6.8mmol/L). CT of the head showed mild hypodensities in bilateral paraventricular white matter; MRI of the head showed bilateral multiple microhemorrhagic and micro-ischemic lesions as well as a subacute ischemic lesion in the right occipital-temporal region. Ultrasonography suggested occlusion of the middle-distal portion of the right internal carotid artery. TCD suggested occlusion of bilateral internal carotid artery and dilated bilateral posterior cerebral arteries and basilar artery. Head MRA and plaque analysis suggested that the lesion was consistent with Moyamoya syndrome.

Clinical diagnosis: Multiple intracranial lesions

Multiple vessel occlusions

Moyamoya syndrome (Suzuki Grade Ⅲ)?

Primary hypertension Grade Ⅱ (high risk)

Diabetes mellitus

Thyromegaly

Post ovary cystectomy

Post in vitro fertilization

Signature: Celia D Zhang

Discussion

1. Characteristics of this case

(1) This is a 39 year old woman with a chronic disease and acute aggravation.

(2) The chief complaint was intermittent headache, dizziness, nausea and vomiting during the past 3 years, which had aggravated during the past 10 days.

(3) Past history include a 15 year of hypertension which she controlled by medication, 5 year history of diabetes mellitus for which she controlled by diet, ovary cystectomy 2 years ago and several failed IVF this year.

(4) Physical examination: she appeared slightly irritated with decreased speech fluency and thyromegaly at grade Ⅲ. Neurological examination revealed soft-palate elevation weakness, diminished pharyngeal reflex, right deviated tongue, significant muscle atrophy but preserved strength and tone; diminished abdominal reflex and decreased lower tendon reflex. Chaddock sign was positive on the right side.

(5) CT of the head showed bilateral hypointense lesions on paraventricle white matter regions.

MRI of the head found bilateral multiple vasogenic ischemic and micro-hemorrhagic lesions in the parenchyma, in addition to sub-acute ischemic lesion on the right occipital-temporal region.

Ultrasonography of the cervical vessel suggested occlusion of the middle-distal portion of the right carotid artery.

TCD revealed unsatisfactory detection of the starting portion of the right carotid artery, while increased velocity of the siphon portion of the left carotid artery, bilateral posterior cerebral arteries and basal artery.

Head MRA and plaque analysis suggested that the lesions were consistent with Moyamoya disease.

第五章 实习见习优秀大病例展示

2. Discussion

Localization

The patient had headache, dizziness, nausea and vomiting, which were suggestive of intracranial hypertension, but could not be localized.

She had normal strength and tones, positive Chaddock sign on the right, indicating a lesion in the left corticospinal tract. Her muscle atrophy and decreased tendon reflex might be explained by long term neurological paralysis.

She had weakly insufficient elevation of soft palate, diminished pharyngeal reflex and right deviation of tongue, consistent with left corticobular tract impairment.

She had decreased speech fluency, suggesting involvement of either corticobular tract or the language functional area of the cortex.

In conclusion and considering of image features, her symptoms could be localized to bilateral corticospinal and corticobular tract due to multiple intracranial lesions with possible involvement of Broca's area.

Diagnosis: Image studies reported that the lesions are vasogenic, and MRA and other adjuvant studies revealed vascular abnormalities. Her sudden severe headache might suggest a hemorrhagic disease. Mild symptoms that recurred during the past 3 years might indicate ischemic events. Her intracranial hypertension might be explained by vasogenic brain edema caused by these events.

MRA and plaque analysis suggest Moyamoya phenomenon.

Moyamoya disease is a cerebrovascular condition that predisposes affected patients to stroke in association with progressive stenosis of the intracranial internal carotid arteries and their proximal branches. Reduced blood flow in the major vessels of the anterior circulation of the brain leads to compensatory development of collateral vasculature by small vessels near the apex of the carotid, on the cortical surface, leptomeninges, and branches of the external carotid artery supplying the dura and the base of the skull. The symptoms and clinical course vary widely from asymptomatic to transient events to severe neurologic deficits. Children experience ischemic events more commonly, while adults experience hemorrhage more commonly. Ischemic symptoms are typically associated with the regions of the brain supplied by the internal carotid arteries and middle cerebral arteries, including the frontal, parietal and temporal lobes. Hemiparesis, dysarthria, aphasia and cognitive impairment are common. Patients may also have seizures, visual deficits, syncope, or personality changes. Ischemic symptoms may be transient or fixed which may be precipitated by hyperventilation (such as crying) or dehydration. Locations of hemorrhage can be intraventricular, intraparenchymal, or subarachnoid. There are two main causes: rupture of dilated, fragile moyamoya vessels or rupture of saccular aneurysms in the circle of Willis. The first reason of hemorrhage if rupture of the dilated, fragile moyamoya vessels due to persistent hemodynamic stress of the moyamoya vessels in the basal ganglia, thalamus, or periventricular region. The second reason is rupture of saccular aneurysms located around the circle of Willis, most commonly involving the vertebrobasilar system. A third cause of intracranial bleeding is rupture of the dilated collateral arteries on the brain surface. The diagnostic criterion includes:

(1) DSA (which could be the isolated diagnosing criteria): severe stenosis or occlusion of the terminal internal carotid artery and/or starting portion of the anterior cerebral artery and/or starting portion of the middle cerebral artery; abnormal vascular web surrounding the occluded artery in the arterial phase; the lesions above should be bilateral.

(2) MRI: if MRA or MRI could clearly show the changes bellow, there is no need of DSA to make the diagnosis: stenosis or occlusion of the TICA, starting portion of ACA and MCA; abnormal vascular web in the basal brain, two or more fleeting vascular signs on the MRI could be redeemed as abnormal vascular web;

the changes above should be bilateral

(3) Exclude other vascular changes: Because the exact cause of this disease is unknown, other cerebrovascular disease should be excluded: atherosclerosis, autoimmune disease, meningitis, brain tumors, Down syndrome, neurofibrosis, cranial injury, head radiation and other reasons.

Suzuki Grading system

Grade I: Narrowing of ICA apex

Grade II: Initiation of moyamoya collaterals

Grade III: Progressive ICA stenosis with intensification of moyamoya-associated collaterals

Grade IV: Development of ECA collaterals

Grade V: Intensification of ECA collaterals and reduction of moyamoya-associated vessels

Grade VI: Total occlusion of ICA and disappearance of moyamoya-associated collaterals

Patients with the characteristic moyamoya vasculopathy who also have well recognized associated conditions (shown below) are categorized as having the moyamoya syndrome, whereas patients without are said to have moyamoya disease. Patients with unilateral findings have the moyamoya syndrome, even if they have no other associated risk factors. When used alone, moyamoya refers to the distinctive findings on cerebral arteriography, independently of the cause.

Associated characteristics and conditions include: angiographic findings include the followings:

- Immunological: Graves disease/thyrotoxicosis
- Infections: Leptospirosis and tuberculosis
- Hematologic disorders: Aplastic anemia, Fanconi anemia, sickle cell anemia, and lupus anticoagulant
- Congenital syndromes: Apert syndrome, Down syndrome, Marfan syndrome, tuberous sclerosis, Turner syndrome, von Recklinghausen disease and Hirschsprung disease
- Vascular disease: Atherosclerotic disease, corarctation of

the aorta and fibromuscular dysplasia, cranial trauma, radiation injury, parasellar tumors and hypertension.

This patient has typical moyamoya associated collaterals as well as stenosis of bilateral ICA with dilated vertebral-basilar system, but without involvement of ECA, and also he had atherosclerotic risk factors, so the diagnosis of moyamoya syndrome is appropriate, and could be graded Ⅲ.

The patient has intermittent mild headache, severe headache associated with hypertension, evidence of both ischemic and hemorrhagic lesions, consistent with moyamoya syndrome. Voluminous vaginal bleeding could precipitate the ischemic event 10 days ago.

The patient had poorly controlled hypertension for 15 years, thus atherosclerosis is the first consideration as the associated condition. Diabetes could also worsen the atherosclerotic status. However, it should be noted that the patient was pretty young at the diagnosis of hypertension, which could hardly be controlled; therefore secondary causes of hypertension should be excluded. The patient also had thyromegaly, irritation and a thin figure, hyperthyroidism should be considered. In addition, hyperthyroidism also belongs to the category of associated conditions mentioned above.

In conclusion, the patient could be diagnosed with moyamoya syndrome secondary to vascular disease. Hyperthyroidism should be excluded.

Differential diagnosis includes the following

(1) Other causes of intracranial hemorrhage: The most common cause is primary hypertension, and others include arterial-venous malformation, aneurysm, hematologic disease, post-infarction hemorrhage, cerebral amyloid angiopathy, vasculitis, and primary or metastatic tumors. This patient did not have history of immunologic disease or symptoms, and image studies have not shown aneurysms. This patient did have hypertension, but it alone could not explain the moyamoya vessels seen in this patient. Therefore, hypertension could be deemed as one of the contributors.

(2) Subarachnoid hemorrhage: Causes of SAH include intracranial aneurysm, arterial-venous malformation, dissection aneurysm, connective tissue disease, intracranial tumors, coagulation dysfunction and anti-coagulation treatment. The disease is characterized by a sudden severe headache (worst in their lives), persistent or progressive. Meningeal agitation signs are positive and lumbar puncture could see blood. CT of the head may show diffuse hyperdense lesions in the basal cistern. This patient had severe headache, but no meningeal agitation signs. Image studies did not reveal hemorrhage in the subarachnoid region. Lumber puncture could further exclude this diagnosis.

(3) Arterial-venous malformation: These are considered congenital lesions although they could change and grow postnatally. Tissues adjacent to the AVM may be persistently mildly hypoxic because the malformation may steal blood from adjacent healthy tissue, further promoting angiogenesis. Patients are usually young, have seizures and progressive neurologic deficit. Headache and hemorrhage are present in 34% and 53% of cases respectively. CTA could reveal arteriovenous shunt.

(4) Cavernous hemangioma: Also a member of intracranial vascular malformations, this lesion is congenital and frequently enlarges over time. This lesion can occur on a familial basis. Patients may be asymptomatic although they often present with headaches, seizures or small parenchymal hemorrhages. MRI findings demonstrate typical popcornlike smoothly circumscribed, well-delineated complex lesions. The core is formed by multiple foci of mixed signal intensities, representing hemorrhage in various stages of evolution. Typically, these are not associated with mass effect or edema and not demonstrate a feeding artery or draining vein, except when associated with other vascular malformations with similar features. On angiograms, these lesions appear avascular masses if they were small. In this patient, such diagnosis could be ruled out by angiograms.

(5) Other causes of intracranial hypertension: Defined as intracranial pressure over 200mmH$_2$O (Adults), the cause of in-

tracranial hypertension could be classified into three categories:

a. Increased volume of brain tissue: the most common cause of which is cerebral edema, either vasogenic or cytotoxic. The former is mainly caused by vascular diseases, such as vasculitis, or direct injuries. The later could be caused by tumors, toxins, hypooxygenia, and inflammations that damage neurons directly. Image studies, especially DWI could distinguish the two.

b. Increased cerebral blood flow: dilation of cerebral vessels might be caused by hyperventilation due to respiratory obstruction or respiratory center failure; or by direct stimulation of the autosomal and vasomotor center due to injuries to the brain stem. These conditions could be ruled out by the absence of other accompanying conditions.

c. Increased cerebral spinal fluid: which might be caused by increased CSF secretion (choroid papiloma, or intracranial inflammation), decreased CSF absorption (due to obstruction of the choroid plexus, increased CSF protein synthesis, or embolism of the venous sinus), or obstruction of the CSF circulation (due to congenital or acquired obstruction of the aqueduct, foramen of monro or the 4th ventricle). Image studies might detect some diseases, such as papiloma, acquired obstruction of CSF fluid and thickened venous sinus.

d. Occupational disease: such as tumor, hematoma and edema. These occupational lesions might be visualized on image studies.

(6) Multiple sclerosis: This is a young woman with a chronic disease; her symptoms recurred intermittently and in a sudden onset fashion, which are consistent with multiple sclerosis. However, patients with this disease usually present with paresthesia and paralysis; the acute phase comprises rigid spasm, paresthesia, dysphagia, ataxia and epilepsy. The pathological feature is multiple demyelinated plaques within the white parenchyma. On MR images, there are multiple lesions with long T1, long T2 signal, mainly distributed around paraventricle regions. CSF study

would show increased IgG synthesis and cell amount. But intracranial vassals are usually normal.

3. Treatment plan

(1) Identify causes of the disease

CBC: to rule out anemia

Liver and Kidney function test: to check serum cholesterol and triglyceride level, and to rule out any electrolyte abnormality as well as a primary screening for kidney function.

HCY testing.

Coagulation profile: including platelet count, PT, APTT, to rule out coagulation abnormalities.

ESR: to rule out tuberculosis infection.

OGTT: to ascertain her diabetes and as a guide for medication choice

Thyroid function test: to rule out Graves disease

Other immunological markers: to rule out immunological disease

DSA: to evaluate her cranial vessel conditions

(2) Medical treatment

Vital sign surveillance, especially her blood pressure, and electrolyte levels.

Blood glucose surveillance.

Bed rest, ABCs, antibiotics, prevent constipation and urine retention.

Intravenous mannitol to reduce intracranial pressure.

Control her blood pressure, blood glucose and perhaps serum cholesterol and triglyceride.

Correct her anemia condition.

Anticoagulation or antiplatelet agents to prevent further stroke.

(3) Surgical options:

Surgical procedures could be classified into 3 categories: direct bypass, indirect bypass, and combined bypass.

Direct bypass involves a branch of the external carotid artery directly anastomosed to a cortical artery, such as superficial temporal artery-middle cerebral artery (STA-MCA) anastomosis. This technique offers rapid improvement of symptoms but may be infeasible for children.

Indirect bypass involves the placement of vascularized tissue supplied by the external carotid artery in direct contact with the brain, leading to an ingrowth of new blood vessels to the underlying cerebral cortex, such as encephaloduroarteriosynangiosis (EDAS), encephaloduroarteriomyosynangiosis (EDAMS), pial synangiosis, and omental transplantation. 3 ~ 4 months are needed for new vessels to develop.

As for this adult patient, direct bypass might be feasible after stabilizing her ischemic symptoms.

Signature: *Celia D Zhang*

注：鼓励实习见习生书写英文病例。

第六章　实习见习感言

在神经科体验学习的快乐

在神经科实习期间，让我感到最快乐的不是聚餐，不是八卦，而是——学习。没错，在神经科，学习变成了一件非常有意思的事。

一不小心去了传说中最轻松的八楼二，所以病房事务性的工作并不多，可我却一点都没觉得悠闲。神经科电脑里和书架上学习资源很多，但都比不上听查房的收获大。周领导和卢领导都很喜欢教学，遇到一个知识点就会兴致勃勃地讲起来，几乎每天的查房都是一次小讲课。实习一个月，光查房内容就记了满满一小本。听领导对新患者的诊断分析总是很有收获，自己看书学来的知识比较零散，定位诊断还有些明白，定性诊断简直一头雾水，一个月听下来，慢慢对脑血管病、神经肌肉病、癫痫、中枢神经脱髓鞘病变、脊髓疾病、颅内感染这些八楼二常见病种的鉴别诊断有了些思路。

神经科讲课很多，而且大多是指南、病理、脑电图这样临床实用性很强的内容。最开眼界的一次是听万老师讲肌张力障碍，看到视频里斜颈痉挛的患者扛上麻袋后头位忽然摆正的时候，大家都忍不住笑了，但也牢牢记住了感觉诡计和该病的其他特点。最晕的一次是听陈琳老师讲肌病的病理，当时听得云里雾里，只好哗哗记笔记，回来查查资料，原来很模糊的地方也略知一二了。

每周的教授查房和大查房总能见到颇具协和特色的疑难杂症。这些病例分为两类，一类是模棱两可型，有时候听着听着会不小心睡着；一类是惊心动魄型，比如一开始怀疑ADEM病的患者胸部 CT 像淋巴增殖疾病，比如原来一点也不像肌接头病的软瘫患者做一个 RNS 却强烈支持 Lambert-Eaton。虽有严密的定性和定位诊断，却永远有意外的惊喜，如同在严肃论述中忽然读到一个调皮的玩笑，这也是神经科的魅力之一吧。

神经科热爱教学的不只有领导和教授，还有我的张遥学姐。每天我们都会讨论讨论组里患者的情况，这时候她活跃的思维总是给我很多启发。我们收的卒中患者多，她就拉着我，把从 TOAST 分型到静脉窦血栓的脑血管病知识里外讲了个遍。记得某天晚上我们俩一边吃 DQ 一边看她存的片子，她指着一张看起来完全正常的头部 CT 片子问我，看出什么异常了？我摇摇头。她刷地点开同一个人的 MRI，天哪，几乎包绕全脑的巨大硬膜下血肿！惊得我差点把勺子咬掉一半。上课总讲亚急性硬膜下出血要注意，可直到那天我才刻骨铭心的记住了。

在这么学术的地方，更不能忘了学以致用。进神经科之前就觉得必须好好利用病房三宝——疾病、患者和病房资料。怎么利用呢？收新患者的时候，在一旁观摩和自己问诊查体的收获是不一样的，直接看住院医师写好的病历和自己先写个拟诊讨论、诊疗计划的草稿也是不同的，交班之前自己先看一圈患者，关心一下症状、体征、血糖血压、出入量以及患者的想法，这和每天跟着张学姐看绝对是差别很大的……当时张学姐只管三四个患者，我也就每天关心一下组里的其他患者，一有检查结果回来就赶紧扑上去看，这床的颈动脉斑块是不是造成梗死的原因，是否支持动脉－动脉栓塞？那个近端肌无力患者为什么肝酶升高、淤胆？是不是有免疫因素？这个瘤卒中患者有没有新近出血，肿瘤有没有长大，这样下去会不会脑疝？患者慢性肾功不全，做支架手术有没有影响？每天最有趣的事情之一是对着新回来的核磁或者 CTA 片子，一群人围着领导找责任血管、讨论发病机制，在这真相大白的时刻，如果发现自己一开始猜对了定位，那简直不是一般的激动。虽然不能独立负责患者，但经常看看医嘱系统也是很有帮助的。实习过半时，忽然想起每个缺血性卒中的患者用药并不完全相同，抗血小板、降压和降脂药物剂量也不一样，具体怎么不同呢？对着医嘱，把病房里所有脑梗患者的用药列出来，再对照他们的不同病情，多少明白了一点。后来听领导讲脑血管病的二级预防，拿出当时的笔记一看，病房里的用药确实是符合指南上的条条框框呀。领导们都很 nice，对我们一贯支持鼓励，不管我们的想法或问题多么天真，他们总会耐心详细地解答。记得有一回我报病历，信心十足的把病灶定位在前循环（还振振有词地说很可能是内囊穿支血管问题），领导听毕，笑道：很好，没什么要补充的。然后把病灶定位在了丘脑，后循环的问题……做了一次 Lambert-Eaton 的文献汇报后，领导问我：你觉得咱们这个患者还要做什么检查，怎么治疗呢？这些事情让我既汗颜又感动。

跟张学姐一起负责患者的过程也是练习交流能力的好机会。跟患者交待病情绝对是门艺术。我刚入门，处于对复杂问题三缄其口阶段。早上转患者的时候，心里装着每个人的情况，遇到定位定性不明确的、重要检查结果未归的或者看起来比较多心、难缠的，站在一边听领导和张学姐解释病情就好了。遇到简单问题和有定论的检查结果，控制血糖、血压，宣传二级预防之类的，也可以讲得很有底气。有趣的是，有时候患者和家属更重视这些小问题。交流时不管用什么技巧，我想最重要的是让患者和家属感受到我是在真心实意的关心他们，至于权威感和信任，以后经验丰富了，自然就建立起来了。

在神经科的每一天都过得很充实，都在睁大眼睛寻找新的问题，所以故事太多，实在讲不完。月底的时候走得依依不舍，还想八楼三再转一个月，六楼二再转一个月。

（北京协和医学院2004级 姚远）

见习杂记

见习最后一个月才轮到神经内科，只好写个见习回忆录，字数不多，文笔不好，如有幸能对师弟师妹有所裨益，就对得起脸红脖子粗码字儿的光景了。

见习头两个礼拜在天坛，大冬天每天早上捂个羽绒服吭哧吭哧坐车过去，到了病房热的想发狂。与协和的百花齐放不同，我们见习的病房是脑血管专业，2 周除了一个 Bell 麻痹没见过别的病。我的老大是协和 97 级的师姐，看到我们

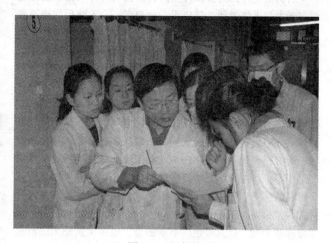

图 6-1　问与答

这些小字辈很有教学热情。杨大夫每天查房要到中午 12 点,可以在一个患者床前待上半个小时,讲述相关疾病最新文献进展,还会拎着协和八年制教材问问题,记得最清楚的是"说出脑干损伤的十种综合征",每当这时,老大就会挺身而出替我解围,查房结束后还会把当天问的问题略为讲解。离开 PUMCH,这种代代相传的教学热情和同门情谊就更为凸显。几乎每天下午病房都有教学活动,文献汇编、死亡病例讨论等,甚至对每个出院患者都进行总结,在这方面不禁佩服天坛的病例管理,脑血管专科病房会对每个病例根据病变部位、程度进行分析归类,如果有需要可以轻松调出,既促进了经验积累,又方便科研需要。

虽然只是见习的小朋友,但通过病房教学活动还是初步了解了抗凝药物的使用、前后循环脑血管病差异、神经系统读片等知识,其中读片方面尤为长见识,当我还没分清一张片子的前后时,查房教授赵主任就已经说出这个患者哪根血管哪个小分支出了问题。不要觉得不是协和本院就不敢发问,只要想学,领导们都很愿意讲的,不要被大脑的精细结构吓到,一张一张片子积累,总会有进步的。

后两个礼拜回到协和神经内科，我当时在八楼二的癫痫组，老大是进修老师，只负责一个患者——入院后就逮不到癫痫发作的小胖子，后来住进脑电监护室。每天都期待着小朋友癫痫发作，终于大发作的时候着实吓人，不得不承认通过2周的学习仍是连脑电图的门道的没找着。想起天坛神经科教秘（就职于癫痫组）曾说"每当拿起脑电图，就像欣赏名画一样心情愉悦，可以看上一天也不累"，这才是以工作为乐、为乐趣而工作。比起天坛的专科，协和神经科就是疑难杂症中心了，一共就见到2个常见脑血管病，线粒体肌病、同心圆硬化、路易体痴呆这些课本上轻描淡写的少见病却见了不少，由此我对神经科的兴趣就变得愈发浓厚，从一个患者的病史、查体、辅助检查得到最初资料，将其组合寻找关联，必要时依赖网络支持，从而得到相对正确的诊断，就像解谜游戏，让人着迷。不幸的是，很多疾病是无法治愈甚至无有效治疗方法的，这也是很多人对神经科敬而远之的原因，但对辗转于各大医院倾家荡产的患者来说，有时得到一个明确诊断也就够了，总觉得当医生不可太强求，我们能做到哪儿就是哪儿吧。协和神经科全是这些教学大纲不要求的病，虽然对于单个病种来说不利于初出茅庐的我们学习，但在某种程度上，患者入院后一切都是未知，正好练习问病史与查体的基本功，继而神经科的定性定位诊断思路，这些才是我们最该掌握的，具体疾病方面了解即可，如果有兴趣也可翻翻科里两本神经病学的大书。

说了这么多，最后谈谈我的神经科 tips：入科前一定要复习定性定位诊断，最起码要能听懂查房说什么；好好练习基本功；珍惜去天坛轮转的机会，脑血管病是常见病，多了解一些不管是对考试，还是对亲戚朋友都是很有用处的。

（北京协和医学院2004级　徐　丹）

见习杂记（二）

神经科前半个月把自己放在了八楼二，老大是个基地轮转的超级文静超级温柔的姐姐，所以这个科转的相当和谐。

领导要求两份24h大病历，因为是癫痫组，加起来两个星期全组也没收几个常规患者，所以着实发愁了一下。不过在各位师兄师姐和和气的进修大夫的帮助下，还是顺利完成，还因为写得工整而被领导表扬后全科传阅。进科时听一同轮转的师兄向我们诉苦说内科全部都改 24h 大病历了，我这仅体验了 2 份，就明白 sxsj 的痛苦处境了。有一次病历写到夜里 2 点半，第二天早上 5 点半起床抽血，那一天，叫一个昏昏沉沉。

病房里遇到个最奇怪的患者，一个 17 岁的男孩儿，发作性意识障碍收进来的，进来之后脾气暴躁，对家人的关心持完全逆反的态度，活像一个极其不听话闹脾气的小孩。大夫一直觉得他有装病的感觉，但入院后开始出现奇怪的症状：他会无诱因的、间歇的开始喘憋，满肺哮鸣音，坐位舒服一点，支气管扩张药无效，喘着喘着，他就突然一下子停止呼吸，指氧从 100 掉到 80 以下，人憋得青紫，而十几分钟后就变得跟正常人一样了，反反复复这样发作。大夫们很不解，纷纷拿指氧仪自己憋气，看看装出来的指氧能掉到多少，结果大家几乎都是 100% 没动就憋不住了，看来这孩子是真有病。呼吸科会诊大夫也不解，有一次看床旁发作，特担心孩子出问题，让呼吸机床旁准备，结果看神内大夫不慌不忙，因为大家明白，一会儿他自己一定能回过来。周末，这孩子开始躁狂，打人，诅咒同病房的其他患者说"今天你们仨一定会死一个"，后来被三个保安按住。心理科会诊，诊断癔症发作，送六院了。

最让我感动的患者及家属——一位 20 岁不到的男孩儿，得了脑炎，整个人处于去皮层强直的状态，什么都知道，只是不能动。他爸爸每天陪着他，照顾这个不能自理的患者。有一次查房，患者状态有一些好转，甚至可以完成一些简单的动作，大夫鼓励了他几句，他表现得非常兴奋。看着这对纯朴的父子坚强的与病魔做斗争，看着他一点一点地进步，看着他父亲脸上露出的越来越多的笑容，我心里对他们充满了信心。

（北京协和医学院 2005 级　张　雪）

八楼三见习有感

一、病房人员组成

两位主治医师，一位是李主治医师，一位是王主治医师。他们手下都有若干个住院医或进修大夫。两个组是共用一个办公室，只有 3 台电脑，收的新患者多一点的话，就不够用了。

我去的时候，李主治医师组有毛晨辉（01 级师兄），以及杨大夫、王大夫、陈大夫等等几位进修大夫；王主治医师组有姜忆南（99 级师兄），以及吴大鹏（俺老大），还有邢娟等几位进修大夫，在八楼三，我觉得进修大夫和住院医没什么差别，管一样多的事，按同样的顺序排班接收患者和值班。

二、老大

进科第一天，王主治医师就给分配了老大——吴大鹏，一位很能干、很可爱、只比我大了两岁的住院医（根据胸牌，不过她其实是来协和培训两年的，可能不同于进修吧）。她会让我做一些简单的操作，比如做个心电图，交班的时候简短几句话搞定的报病例等，还有一般都要做的就是偶尔开开化验单、拿个片子之类的。有什么不懂的，尽管问，比较弱智也无所谓。

三、领导

领导提问比较少，据师兄师姐说，她对于见习生，只会问脑血管病方面的问题，不过也不必担心。见习期间我只被问过一次，没有回答出来，领导也没有说什么，只是让实习师兄或师姐给讲解，说不会再去问她就 OK 了。

另外，有什么不懂的，也可以找领导不忙的时候问，都会很乐意地解答。

还有比较囧的一次是，上午查房的时候跟错了组，被李老师隐约提问了一下，不过好像也没怎么回答，领导在查房的时候提问一般都不是特别严肃的。

偶尔，大家一起在办公室讨论的时候，李老师会点名让某某实习生、见习生说说自己的想法，被点到了也不用紧张，老师们对见习生要求并不高，只要稍微沾点儿边就可以了，或者机灵一点，反问一下，也无妨。

四、师兄师姐

科里还有师兄、师姐在实习，他们都非常热心和帮忙，会教你很多东西，传授一些经验和教训。

五、日常安排

每天早上 7 点 50 交班，值班护士交班、值班医生交班，交代新收患者、老患者情况等，然后会稍微讨论一下；之后一般都会有主治大夫查房，会重点看几个患者，查查体（神经系统），大家一般都是跟着看看；下午如果没有新收患者的话，会比较闲；在八楼三每周三上午会有教授查房，我在那儿的时候，正好轮到杨老查房；每周四下午是全科大查房，不过我只去了一次。神经科双休日是没有查房的，所以当时很奇怪其他同学周六甚至周日都要一大早去病房。

六、病种

有脱髓鞘病、运动神经元病、脑血管病等等，其实还有好多是诊断不明的。

七、抽血

八楼三和八楼二要抽血，六楼二不用，具体不详。八楼三实习生和见习生比较少，一般每周必有一天要抽血，一般要求是 6 点多一点就要到那儿，如果遇到前一天新收患者抽血的话，要杯具了，一般都会有 15 个以上的管子要抽。

不过呢，八楼三的护士姐姐非常好，嘴巴甜一点，她们会很乐意地帮你完成难以完成的抽血任务！

八、结语

总体来说，我觉得八楼三气氛很好！大家都非常友好，很多时候都是有说有笑的，并且也都很帮忙，让人有一种家的感觉（特别是在转了天坛之后，感受尤深）。

我在那儿呆了十来天，就有两次讲课，还会有一些什么会议之类的。而且经常会有患者送一些饮料啊、水果啊之类的，有 MM 感慨，八楼三留给了她"美味"的印象。

总之，我是挺喜欢八楼三的。

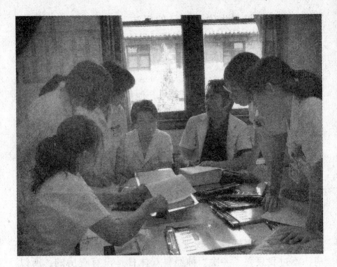

图 6-2　病房随时根据病例教学

（北京协和医学院 2005 级　张文文）

八楼二见习见闻

作为神经内科三个病房之首，八楼二应当是相当忙碌的，每周的教授查房、ICU、脑电图监护室都有不同于其他两个科室的特别之处。

一、基本情况

共有病床 28 张，其中有 4 张属于重症监护病房，还有 4 张是脑电图监护的，主要收癫痫患者。剩下的都在大房间里面。左半边归于一位朝鲜族副教授金大夫旗下，我见识过的主要有癫痫、睡眠疾病、亚急性联合变性、可疑的肌病等，种类蛮多的。右半边归于一位体态娇小但是叫做姚明的主治医生，有许多诊断不清的病，比如最近才在文献中发现的"可逆性后部白质脑病"，经常能看到的" × × × 原因待查"，一些年轻人患的急性脑梗死（大动脉炎或者卵圆孔未闭）。

原则上我们是每天上午 8 点交班，抽血的话需要 6 点半之前到，下午一般比上午稍闲，可以两点左右到，下午可能会新收患者或者做一些操作。

二、基本操作

抽血是必须的，有时候一周2次，每次7~8个人，遇到有不自主运动和意识不清的患者，需要护士姐姐的帮忙。当然，我也看到过护士GG。

腰穿

动脉血气

床旁ECG

三、关于查房与讲课

每周二上午9点左右会有一个教授大查房，彭斌教授还有管宇宙、金丽日副教授都会亲临，把三个病房有意思的病例拿过来再看一看查一查，收获指数＊＊＊。

每周四下午1：30北配楼315室会有全科大查房，很多爷爷级别的老教授会和蔼地从问诊查体做起，不仅可以看到很多熟悉的面孔，如崔丽英老师，还有很多最新文献交流。收获指数＊＊＊＊＊。

多科会诊也是不可多得的学习机会，当初听过一次，一些比较有范儿的教授爷爷奶奶会切磋讨论，还时不时说说协和历史上的小花絮。收获指数＊＊＊＊。

有时候住院医培训计划里面会有一些有意思的课，一般在十楼223室，我听过一次高晶教授讲的白质脑病，有很多新的知识讲的比较细。收获指数＊＊＊。

四、关于病历资料

原则上每一个住院医都有一个属于自己的文件夹，只要你有参考的需要，他都会让你拷，但是切记切记，八楼二电脑里病毒很强大，U盘插进去，会把所有的文件夹隐藏掉，一般杀毒工具搞不定，所以建议还是带个相机或者直接打印出来。

五、关于杂活

去门诊2层取肌电图结果，取CT、MRI片子，陪做B超等应有尽有。

（北京协和医学院2005级　江　怡）

实习后的一些想法

第一，见习或实习期间的一个重要任务就是把书本上学到的理论知识应用到具体的患者身上。课堂上我们掌握了神经系统各个部位受损后的表现，到临床上我们就要锻炼自己从患者的症状和体征去推理可能的病变部位。我们收一个患者时，就要主动去思考这个定位诊断，第二天再听主治医师如何进行定位诊断，最后患者可能会得到一个影像学上的定位。经历了这样一个过程后，再对自己最初的定位诊断作一个反思，可能会得到很大的收获。

第二，应该尝试记录病程。如果你用心写病程记录，那将是一个思考的过程：患者的症状体征有何变化，化验回报结果如何分析，患者此时病情的主要矛盾是什么，需要关注患者的哪些情况，等等。而如果你不写病程记录，也许就不会去思考这些问题了。

第三，要时时刻刻从患者的角度去理解疾病。我们知道病历一开始就要明确地写出"主诉"，"主诉"英文是"chief complaint"，就是患者最主要的痛苦，也是患者就医的主要原因，它非常重要。首先，只要你围绕着这个"痛苦"和患者交流，他就会很配合。作为医生，我们不但要专注于各种神经系统体征、影像学结果以及各种化验检查，更要时时刻刻关注患者的"痛苦"，包括各种症状和功能障碍，因为这种"痛苦"才是患者最关心的。我们在分析各种体征以及辅助检查时，千万别忘了患者为啥要来找大夫看病。你想想，如果你每天和患者的交流只限于谈论某个体征的变化或者辅助检查的结果，那么患者会把你当做了解他痛苦的医生吗？他会理解你给他开诸多检查的理由吗？他会乐意接受各种操作（比如腰穿）带来的痛苦吗？

此外，紧紧抓住患者的"痛苦"，你才会理解诸多的体征各自的地位和意义。比如一个双下肢硬瘫的患者，虽然巴宾斯基征在锥体束的定位诊断上很重要，但是肌力才是患者更加重视的，而行走、上下楼、蹲下起来等功能状态更是患者能切身体会的。

（北京协和医学院 2004 级　杨仕林）

神经科实习点滴感想

实习转神经科的时候大家多已经有了自己的课题方向，如何转的比较有效率又不无聊，姑且把自己的一些想法和大家分享一下吧。

诊病的思路要清晰，总结病例特点要抓重点。每个患者都要训练自己能把他的临床表现、神经查体及辅助检查的特点都说全。再结合你对特定疾病的理解把考虑的鉴别诊断要点都揪出来就到位了。定位 > 定性 > 病因诊断，每一步都有根有据，自然不会乱。

脑血管病的学习不该仅满足于能诊断，治疗方面也应该多加了解。勤看看手里的患者都开了哪些医嘱，为什么要这么开。比如什么时候抗血小板治疗用双抗，什么时候要抗凝，肝素、华法林怎么用，如何监测。急性期的血压、血糖的控制目标分别是多少。这些内容只要稍加注意都不难学会，而且转到其他科室也很实用。

有空的时候可以把书上最常用的几个鉴别诊断的表抄到一个随身携带的小本上，比如髓内－髓外病变的鉴别、MG 和 LES 的鉴别、真假球麻痹的鉴别、几种脑血管病的鉴别等等。碰上这种患者可以对照着看，效果要比死记硬背好得多。

神经影像学尤其是 MRI 的各相（T1、T2、FLAIR、DWI、增强相等）应该能一眼辨别出来。学会基本的病变描述方法。如果能把一些常见的病变特点和疾病对应起来就更好了。

（北京协和医学院　吴万龙）

神经科见习感受写真

第一，积极的心态其实很重要。开始的一周我们似乎被淹没在各种"杂活"里。我自己刚开始也很纳闷，因为即使我问问题，老大、小领导、大领导看起来也并不乐意回答。后面的几周，大家逐渐找到了自己的位置，这其中的变化，并不仅仅是时间的力量，重要的是我们持之以恒坚持不懈的努力——不管被怎么对待，我们凭着刚入科的劲头认真对待患者，友善对待同事；提各种问题各种请求，一面显露自己的无知一面表达自己想要求知。其实绝大多数的老大、领导都是很好的人，他们没有要故意为难我们，或者诚心把我们当跑腿小弟小妹，只要我们始终表现出积极的态度，他们会乐意教给我们东西，乐意给我们各种机会锻炼，乐意和我们一起讨论患者病情的发展。

第二，以目前仅有的经验来看，如果能在科里遇到医大毕业的师兄师姐，将会是比较 nice 的事情。不管处于哪个级别，他们的教学意识都相对较强，有时候他们会主动对小师弟小师妹进行教学，即便没有，有问题找他们是不会错的。

第三，适量干点杂事也是有用的。如果没有开化验单、下医嘱、借片子、找病案的经历，我们也会很难知道这个医院到底是怎样运作的，虽然做了这些事情知道的也不多。但是至少，我们能够学会如何利用各个方面的资源来解决临床问题。熟悉这些事情，无疑会使接下来的轮转更有效率。换个角度来说，这些事情其实都是住院医需要做的事情，所以我们正在预见未来的自己。

第四，逐渐学着承担责任，虽然见习期间我们其实不用负什么责。这个时候的我们，在父母眼里还是孩子，在上级领导眼中还是啥都不懂的学生，在护士姐姐眼中还是笨手笨脚的见习小同学，也会有手术室的护士姐姐管你叫"宝贝儿"，可是在患者眼中，你已经是医生，最次也是个小大夫了，所以应该要学着承担责任了。抽血、扎血气，这些简单的常见操作，如果失败了还能找护士帮忙，可是我们是否因为有护士姐姐这个强大的后盾就放松了对自己的要求？有一次扎血气，患者告诉我他晕针，刚开始消毒就哼唧，我心里一颤，寻思要不直接找护士或者找老大吧。可是转念一想，如果真要走上医学这条路，什么样的患者都是会遇到的，不管有什么特殊的情况，至少应该有勇气去面对的。晕针又怎么样，该扎的我也得扎。后来还真是一边跟患者开玩笑一边把血气扎出来了。这只是很小的一件事情，但是让我觉得心智上又进步了一截，大家不要笑我呀。

（北京协和医学院 丁 宁）

第七章　毕业的师兄师姐经验谈

你准备好了吗

——记医大临床实习感受

北京协和医院神经内科　张君怡

　　从实习到现在已经 4 个年头，蓦然回首，不能不感慨光阴似箭般穿梭中的那份无奈。回想实习阶段的点点滴滴依然历历在目，虽然伴随着很多辛劳与奔波，但内心充满了收获的感激与快乐。现在落笔记录一些自己的心得体会，希望后来的师弟师妹能够好好珍惜实习的这段时光，珍惜自己每一天锻炼和提高的机会。

出发篇　角色的转换

　　"我们的生活是一种运动，一种趋势，是向一个看不见的目标稳定而不停地前进。"

　　"实习"是将理论知识与临床实践相结合的过程，是医学生成长为一名合格医生的必经之路。在师长眼里我们都是"学生"，但在患者心里我们就是"医生"。初涉临床，最重要的任务是完成从医学生到医生的转换，这种转换不仅仅是角色的转换，而且包括工作、学习、心理、能力、责任等多方面的转换。实习医师只有以医生的标准要求自己，才能更加积极主动的完成实习，同时也意味着要对自己的医疗行为负责！自己的每一句话、每一种想法、每一个决定、每一项检查、每一条医嘱，都紧紧联系着患者的安危。当我们真正面对一个个鲜活生命的时候，才会深深地体会到何谓"健康所系，性命相托"！

实践篇　痛并快乐着

"离你越近的地方，路途越远；最简单的音调，需要最艰苦的练习。"

实习生活是艰辛的，当我们历尽艰辛终于有所收获时，才品尝到幸福与快乐，同时对曾经历的艰辛生出无限的感慨与眷恋。

学会观察与思考

观察，及时发现患者的问题，是做一名好医生的基础。观察必须在临床实践中完成，用心观察，勤于实践。要多接触患者，多看病例，主动参与值班、抢救，积极争取各种临床操作机会。不要单纯呆在办公室里看教科书，浪费了亲身接触临床的大好机会，因为临床实践永远是发现新问题、启迪新思路的第一现场。

思考的过程就是培养临床思维的过程，一切都应该从病例出发。我的导师曾说："是否能够诊断某种疾病，要重视病例的支持点，但更要重视不支持的地方如何解释。"内科的陈元方教授也曾说："能否抓住病例的个性，将决定一个医生积累临床经验和提高临床能力的速度。"可见，对于病例的认识，不仅满足于了解病例的共性，更要牢牢把握病例的个性。对病例共性的认识常常来源于教科书，从疾病的病因、发病机理、临床表现、诊断标准、治疗方法等方面归纳，是前人成果与经验的总结；而对病例个性的认识只能来源于临床观察与思考。在以往的学习过程中，我自己最容易忽视的就是病理生理机制部分，更多关注于疾病的临床表现、诊断及治疗，尽管老师也曾强调病理生理的重要。随着临床实践的增加，现在的我越来越多的认识到，只有对病理生理的掌握才能更深刻的认识疾病的本质，才能在复杂的临床问题中找到正确的线索和思路。

留心处处皆学问

临床的学习不仅仅是单纯的读书、听课，只要留心就会发现，其实更多的内容是在日常不断重复的工作和繁杂的琐事中习得的。从早晨交班中学习抓住重点、综合概括的能力；从上级医生查房中培养临床思维；从整理病历中学习做事情的条理性；从粘贴化验单中发现患者的异常，并思考每一项异常是否能被合理解释，可能存在什么问题，与自己的预期是否一致，下一步该如何处置；从病历书写中训练如何将观察与临床思维融于一体；从陪同患者做检查中直观地体会各项辅助检查的特点；从追片子、追结果中学习如何与辅助科室沟通协作，而且在获得第一手资料的同时还可以向影像学、病理学、检验学等方面的老师请教，获得更加专业的指导。总之，在实习过程中，除了要强化基础知识和基本技能的训练外，更要注重能力的培养，包括发现问题的洞察力，临床思维能力，逻辑推理能力，沟通交流能力，面对危机时的果敢和决断能力等等，为我们未来的职业生涯奠定基础。

沟通是一门艺术

如何与陌生的患者交流？如何在最短的时间内建立彼此的信任？如何得到患者更多的信赖与尊敬？从实习的第一天起，这些就开始成为困扰我们的问题。真诚和热情是建立良好医患关系的基础，但是仅有真诚、热情是不够的，还需要更多的沟通交流技巧以及在实践应用中的经验总结。最直接的学习方法就是跟随师长、前辈们与患者沟通，多听、多看、多想，每个医生的个性不同，对待患者的方式也不相同，每个人都有自己的交流技巧与经验，作为学生，我们可以集百家之长，从而独具一格。

此外，遇到棘手的问题时，我们是否可以将心比心地换位思考一下，如果作为患者，我希望医生怎样对待我？用怎样的语言、态度和方式我能够接受？古语说得好："己所不欲，勿施于人。"其实，不论医术有多高明，只有理解患者、设身处地为患者着想、解决患者病痛的医生，才是真正的好医生，才能得到患者更多的信赖与尊敬。

选择篇　神经科医生

"今天伸展在我面前，等着我去塑造，而我正是它的雕刻师，来赋予它某种形状。"

中学时期的我曾一度迷恋老美的科普节目，其中有些内容是关于脑功能活动的探索和研究，从那时起我对"大脑"这个最为复杂的人体器官产生了很大的兴趣，但更多的只是停留在神秘和好奇的层面，而第一次真正深入了解神经系统还是在杨荫昌教授的课堂上。"杨老"不愧为定位诊断的高手，把神经科复杂而又抽象的入门课程讲解得如此清晰、明了！他时而在黑板上描绘出一张张断层解剖图，时而形象地模仿出一个个典型体征，而他丰富的临床经验更是让那些生动有趣的病例变得信手拈来。太神奇、太有趣了！仅仅依靠病史和查体就能在如此复杂的神经系统中准确定位——这是我对神经系统疾病诊断的最初印象，也正是这种崇拜与诱惑，让我毅然选择了神经科。

仔细想想，当时做决定的心态不能不说有些许的幼稚与冲动，但是也不得不承认，其实，人类对自然界的求知欲望就是一种本能，寻觅到答案时就会自然而然地表现出那份欣喜若狂的天性。

或许外面的世界很精彩，面对选择，范围太大和选择太少同样会让我们不知所措，既然如此，为什么不能对选择本身坦然一些，而在选择之后的道路上多投注一些？我终究选择面对最初的自己，朝着最初的梦想努力，也许会失败，也许会很辛苦，但我不会在生命中留下后悔和遗憾。

成长篇 值班的忐忑

"只有勇敢地经历风雨，磨炼自己，我们才会真正成长起来。"

结束了医学生生涯之后，就到了自己该独当一面的时刻了。作为一名真正意义上的医生，我满心期待，欣喜，当然还会有些惴惴不安。记得第一次值班是在心内科，虽然在实习期间有跟随住院医生值班的经历，但当自己独立值班的时候，内心依然忐忑。在我的印象里，心脏急症时间最紧迫、来势最凶猛，诸如急性心肌梗死、心律失常、急性左心衰、心源性休克、主动脉夹层破裂、心脏压塞、高血压危象等等，处理稍有不当或稍不及时，患者随时会撒手人寰，我感觉自己时刻站在生死的最边缘。我仔细询问了每一个患者的主管医生值班时的注意事项，对可能出现的情况做到心中有数，再次温习一下紧急治疗措施及用药剂量，巡视病房的时候了解所有患者当天的病情变化及出入量情况，特别是对病情偏重的患者再次评估生命体征和心肺查体。总体来讲，第一次值班的这一夜还算平静，只有一些常规的高血压、高血糖、心绞痛发作的处理，没有风云突变和惊涛骇浪，但是我时刻不敢掉以轻心，直到次日早晨交班时，我才觉得终于可以松一口气了！

在内科进行了两年半的摸爬滚打，虽然当时觉得很苦、很累，但是实战经验的积累和临床能力的提高就是这样磨炼出来的。在除夕的钟声里，举国上下一派全家团圆、欢庆祥和，而我正忙碌在CCU的病房里，刚处理完一个心房扑动的患者，接着又心肺复苏一个呼吸心跳骤停的患者。在周末的双休日里，朋友、车友、旅友都相约外出郊游、踏青，而我正奔波在急诊科的监护室，刚送走一位因窒息抢救无效的老爷爷，转身又去抢救一位心肌梗死后急性左心衰的老奶奶……

上述这些经历只是我们医生工作生活的片段，很多医生只要讲起自己的亲身经历和体会，都会滔滔不绝、娓娓道来，这就是我们的成长历程，是所有医生的成长历程——宝剑锋从磨砺出，梅花香自苦寒来！

完结篇 理想与现实

"当现实折过来严丝合缝地贴在我们长期的梦想上时，它盖住了梦想，与它混为一体，如同两个同样的图形重叠起来合而为一一样。"

医生是一个有梦想的职业，选择医学就意味着选择了毕生的奉献与奋斗。诚然，我们当前所面对的医疗环境不尽如人意，这其中有传统、有体制、有个人，林林总总的原因，理想与现实的落差，让很多最初满腔热情的同道无奈中途退场。其实，看到问题并不难，难的是如何改变。与其坐而论道，不如起而行之，改变能改变的，适应不能改变的。少些埋怨，多些实干，少些要求，多些付出。这不是懦弱、无奈、逃避或望而却步，而是在努力学习如何做正确的事情，如何让自己变得更加有力和坚强。行路难，行路难，多歧路，今安在。长风破浪会有时，直挂云帆济沧海。当我们依旧怀揣对医学的那份热爱、执著、无怨无悔，踏上探索医学的征程，沿途体味的快乐与成就感是其他任何职业不可比拟的。并非每一名医生都能够名垂青史，但至少我们可以用博爱去感动世人！

亲爱的师弟、师妹，你们已经站在了临床实践的起点，都准备好了吗？

初涉神经科——我的所见所感

北京协和医院神经内科 毛晨晖

（北京协和医学院 2001 级）

欣闻科里组织大家编撰《神经科实习见习医师轮转手册》，作为八年制毕业留校的新生代，我喜出望外。回想自己当时实习时的懵懂和不知所措，尽管文笔拙劣，也想把自己的亲身经历记录下来，既可以回首自己走过的路，又可以留下一些东西给师弟师妹们，如若有心之人可以从中获取些许有用信息，我更是倍感欣慰。

一、见习实习生涯——乱花渐欲迷人眼

神经科相对于大内科、大外科而言对见实习医师的要求没有那么高，知识点的权重也较低，因此在协和医学院本身局促的教学计划中，理论学习时间只有短短的几天，临床轮转也只有 2 个月时间，因此大多数见实习医师都是走马观花，无怪乎使用"难""晕""烦"等辞藻来描述神经科疾病。

对于刚刚跨入临床大门的见实习医师来说，神经科的疾病确实比较难，病种也很多，从头到脚都能涉及，几乎所有的因素如感染、肿瘤、免疫、遗传、药物、中毒等都可以是致病因素，大有让人眼花缭乱之势。记得我见习的时候，每

天都会惊叹于病房领导们怎么会如此博学，查房的时候说出很多稀奇古怪的拗口的人名命名的疾病，不过这也刚好能够满足我们这些罕见病的猎奇者，期待着有朝一日自己也能讲得头头是道。

见习有半个月在天坛医院，因为我院神经科由于床位数限制，只能定位于疑难杂症的诊治，而不得不放弃了很多常见的疾病。学校的初衷是去那里学习配置比较齐全的卒中病房，了解内科、外科、介入科和康复科医生是如何以患者为中心开展协作工作的。在我的印象里，去天坛的时候对神经科的知识还是一片空白，作为一名医学生，很难体会到卒中单元这种东西的优越性，但是"天坛之旅"还是有很大收获的。首先，天坛医院为我们准备了内容丰富的讲课，授课的老师多曾是协和的学生，她们准备得很充分，对医大学生知根知底，讲得多是我们急需掌握的知识点，无论是应付考试还是临床应用，都不无裨益。其次，病房里的脑血管病患者真的都很典型，比如Wallenberg综合征、基底动脉尖综合征、三偏综合征、各种失语等等，见到各种体征并结合典型患者练习定位诊断非常有助于书本和临床知识的转化。其三，当时去天坛的另一感觉就是设备很先进，实时传输的MRI和CT片子在硕大的液晶显示屏上随意旋转和放大，非常有助于临床一线的工作，对于我们这些不怎么会读片子的学生来说也是一种视觉体验。

见习的时候是在八楼二，当时管病房的是刘明生和管宇宙两位老师，负责管患者的有正在读博的齐新师兄，还有很多进修医生。病房总体给人的感觉尽管是并不宽敞和略显沧桑，但在古色古香的老楼中聆听领导们有条不紊地定位定性诊断，时而还可眺望远处的青砖绿瓦，也不失为一种惬意；感触更深的是病房的和谐气氛，刘老师的温文尔雅和学者风范，管老师的游刃有余和开朗幽默，齐师兄的妙语连珠以及他们对待学生的耐心、细致。在那里，我见到了典型的边缘叶脑炎，知道了肺癌也可以让患者"精神分裂"；在那里，我目睹了领导们如何一丝不苟地筛查所有线索，为了运动神经元病患者的一线希望；在那里，我见识了经过方方面面的精细照料，肌无力危象的患者转危为安；也是在那里，脊髓炎的患者躺着进来，走着出去，让刚进临床的我们心头洋溢着救死扶伤的自豪感。短短两周内，尽管我还分不清 MRI 的序列，尽管还被忽左忽右的定位诊断打击得思维混乱，尽管没有听说过那么多那么多的病，我还是觉得收获颇丰。

如果说见习更多的是感性的认识，实习则都是真刀真枪的实干。记得当时是在三段六病房（过渡时期，现在已经没有了），病床较多，管病房的又是一贯以果断神速、雷厉风行著称的倪大夫和徐大夫两位领导，无怪乎在上一个科轮转就听说该病房工作繁多，又苦又累，所以"取巧者"早早地占据了另外两个病房的席位。两位领导的经验丰富，诊断思路缜密，常常一针见血地指示需要完善某项检查，明确诊断，对症下药，因此患者的周转也非常快。诚然，经常收患者、加检查是比较累，但对于我们这些海绵来说，这样才能吸取更多的水分。除了干活，实习医师是要锻炼定位诊断和定性诊断思路的，定位尤其是重点。其实对于我们的定位诊断要求，只要比较熟悉神经解剖，再结合典型的患者训练几次就可以达到。脑血管病、重症肌无力、格林巴利综合征等几个经典疾病的诊断和处理原则在实习的过程中基本上都掌握得比较好，此外，经常举办的病房小讲课以及实习医师自己根据病房患者准备的文献汇报也是很好的学习和交流机会。当然，在神经科实习，腰穿是少不了的操作，虽然在之前已经有腰穿的经历，但真正地开始有手感也是在实习的时候。因此，总的来说，实习的一个月非常充实，有汗水，也有收获；此外，两位领导偶尔诙谐幽默的调侃给病房和忙碌的工作增添了不少乐趣。见实习时的快乐和深刻记忆，以及对各位领导的敬仰，为后来留在神经科埋下了伏笔。

二、毕业留校——柳暗花明又一村

都说毕业做科研训练只是一门课程，与将来的工作以及专业方向毫无瓜葛，但实际上在很多比较抢手的专业方向上，找导师和将来的工作有着千丝万缕的关系，因此，热门专业的导师名下早早地排起了长队，神经科就是这样一个专业。

当时并没有在神经科做科研训练，有很多原因。客观上来说，由于我当时没有意识到神经科导师这么热门，再加上本身犹豫的性格缺点，错失了良机，没有占到位置。主观上来说，神经科每年招收住院医师的名额有限，而且我们需要与科里的博士研究生以及不少优秀的外院毕业生竞争，胜算不大。后来转投了呼吸科门下，一是我对呼吸疾病也比较感兴趣，二是认为呼吸科是基础科室，所学的知识将来不用处，当然，最主要的还是十分仰慕许文兵老师，因为他火眼金睛的阅片技巧和谦恭友善的处事之道在内科广为流传。

毕业找工作时，我仍没有放弃神经科，经过多方打听，甚至有据说是人事处的消息，这一年神经科不招住院医师，终于基本打消了念头，尽管如此，我还是将神经科报为了第二志愿。后来才证明，正是这个第二志愿圆了我的梦想，也是再现了"柳暗花明又一村"的绝句。过完春节，医院绝大多数科室都已结束面试招聘的时候，我很意外地接到了崔老师的电话，通知我去参加神经科面试，欣喜之余，又有几分担忧，因为绝大多数同学此刻都已尘埃落定，而我也已有一个不错的 Offer，犹豫着是否再次去经历这种紧张、前途未卜的过程。许老师的支持给了我莫大的动力，让我充满自信地走进了八楼二会议室。第二天，我接到人事处的电话，通知我面试通过，也给我的求职过程画上了圆满的句号。现在回想起来，我非常感激崔老师的知遇和关怀，许老师的无私和教诲以及各位在我的学习、见习和实习过程中的指导、帮助过我的老师和老大们。

之所以喜欢神经科，有一部分是因为见习实习时留下的好印象，更主要的是我觉得这个专业和我的志趣相投。很多人不喜欢神经科，理由也是很充分的，当医生都希望自己治疗的患者能够立竿见影地恢复健康，手起刀落，药到病除，神经科恰恰不是这样的专业，很多病原因未明，明确诊断很困难，即使诊断了，很多遗传代谢性疾病和变性疾病也没有很好的治疗方法，即便是像脑血管病这样疗效比较好的疾病，也常常留下后遗症，需要很长时间的康复锻炼和修养，这是神经系统独特的性质所决定的，也是现代医学发展阶段所决定的。正因为如此，才需要神经科医生都有敏锐的专业目光，从复杂的病情中抽丝剥茧，及早地诊断和治疗疾病，与不可逆的神经退变赛跑。此外，神经系统是人体最大的谜团，有很多现象有待人们揭示本质，有很多问题值得我们思考，作为神经科医生，除了治病救人，还有很多自己想做的事情可做。神经科的临床实践过程中充斥着博弈和逻辑，对于喜欢推理和追求真相的内科医生来说，在其中畅游本身就是一种愉悦，再想想通过你的努力能够为患者的健康指引方向，何乐而不为呢。

三、工作后的喜怒哀乐——只缘身在此山中

刚工作的时候心情非常复杂，非常兴奋，因为终于"熬出头了"，紧接而来的是惶恐，因为又回到了起跑线上，路向何方，还没有头绪。幸好科里安排了三个月的实习期，可以跟随高年资的住院医学习日常工作的常规和技巧，让我们这种专业知识匮乏的博士有一个缓冲的时间，这段时间内一心想着要看多少多少书，弥补知识上的不足，但是发现翻过一座小山又是一座更大的山，事实如此，临床工作就是一个山头接着一个山头，工作到老，学到老，这个时候才深有体会。

住院医生与实习医师不同，首先是因为承担的责任不同，实习时，勤奋一些可以提前想好需要做什么事，实在偷懒可以坐等老大吩咐，但是住院医生需要什么事都记在脑子里，无论是简单的、难办的，还是你不情愿干的，因为你是患者的主管医生，这就是你的责任。其次，需要花很多时间走到患者床旁，与患者交流，关怀患者，交代病情，在现在这种医疗环境下，和患者建立良好的关系，让患者了解你为他所做的一切，了解自己的疾病是非常重要的，这也是住院医生很重要的一部分工作。当然，还有一项工作就是你将成为老大，多多少少需要教实习医师一些知识和技巧，碰上一个比较牛的同学还能鞭策自己不断地去学习，要不然脸上无光啊。剩点时间的话，还要看看文献，顺便写点东西，给自己锦上添花。还有一些其他的事，比如保持和护士的良好合作关系，可以让你事半功倍；搞好和同事的关系，可以让你的工作变得生机盎然。因此，从实习到工作，只是一个角色的转换，换了一个起点，身上挑的担子更重了，其实倒不是知识水平有多大的提升，但是，我相信只要有这份责任在心头，无论是管患者，还是增长知识，都是充满动力的。协和

医院的住院医生历来都是非常辛苦的，但是我想只要自己喜欢，就能从琐碎的临床公务中找到闪光的亮点，打消心中的疑虑和苦闷，毕竟我们还年轻。

住院医生和实习医师不同的另一点就是要独立值班了。夜班对于初涉临床的医生来说是一件非常神秘的事情，有人坦然处之，有人夜不能寐，有人欣喜若狂。神经科病房值班绝大多数都在处理内科问题，真正神经系统症状和体征发生变化的其实并不多，但是我们需要识别出来，中枢疾病的患者要特别警惕新发的意识状态改变，神经肌肉疾病的患者需要警惕新发的肌力变化。另一方面，值班对于睡眠质量的要求还是很高的。值班的较高境界就是一旦被叫，马上进入清醒状态去处理事情；事情完毕，倒头就睡，快速进入"深睡眠"，这是一种修炼，还好我对自己的睡觉比较满意，没过多长时间就达到了这种"境界"，否则因为值班就会消耗不少体力。有些人害怕值班，战战兢兢，其实我觉得大可不必，因为这是最好的锻炼机会，即便是自己不会的，还可以请教上级医生，这是成长的必经阶段。

管患者的过程中会见到各式各样的患者，有天真无邪的孩童，罹患肾上腺脑白质营养不良而双目失明，并一步步走向生命终点，让我心生怜悯；有偏瘫的老人，每天坚定信念，康复锻炼，一天比一天走得更远，让我体会到坚持的力量；有多灶性运动神经病的患者输上丙球的第五天，持续2年的垂腕能够稍稍抬起，让我由衷地欣慰；也有难以控制的癫症发作，让我心力交瘁，又怜又恨……

医院是社会的缩影，在工作中你也能体会到。年过古稀的老人拿出了仅有的毕生的积蓄，千里迢迢带正值壮年的儿子看病，忙前忙后，宛如照顾褴褓中的婴儿，让人心酸，心底油然升起对父母的感恩；几个儿女因为给父亲的医疗费用分摊不均而大打出手，弃患者于不顾，让人嗤之以鼻；憨厚纯朴的农民大叔紧握着我的手，很简单地一句"谢谢"或者"都听大夫的安排"表达了对医生的信任和感激，为这样的患者治病，皆大欢喜，其乐融融；也有市井的患者，油嘴滑舌，处处提防着医生骗他的钱财，每调整一个药就要费半天唇舌，还要时刻警惕患者背后投诉，这种患者会极大地打击医生的积极性，当然到头来还是对自身的病情不利。不管如何，工作经验的积累不仅是知识和技术的积累，也是学习如何处世，如何对待这些让人欢喜让人忧的事情的过程。

其实，从见实习到住院医生，一路走来，路上的风景千变万化，"苦并快乐着"，也许是对一路上心情的最好诠释。洋洋洒洒写了这么多，也算是我自己的阶段小结，与大家分享，也可以激励自己不断进步。

小医生　大协和

北京协和医院神经内科　张　遥

（北京协和医学院 2002 级）

能参与这本《神经科见习实习医师手册》的编写工作，我觉得很荣幸，也很羡慕师弟师妹们，以后轮转神经科有了指南针。2010 年 7 月我从协和医大（八年制）临床医学专业毕业，并成为母校协和医院神经内科的一名住院医生。刚刚参加工作不足一年，在这个大协和里，我是个名副其实的小医生，有着大协和人的自豪感，同时也有着小医生的惶惶不安。我没有太多经验可言，只在这里和师弟师妹们分享我一路走来的些许感触，希望能够对大家努力在这个大协和里做一名合格的小医生有帮助。

选择医生，选择协和

这是一个让不少兄弟姐妹们纠结的问题。八年抗战，一路走来，不断地有人毅然放弃当初的理想，离开最初选择的道路。的确，当今国内的医患关系日趋恶化，医生的劳动强度比大多数职业都大，而待遇却又实在不能让人满意，作为苦命的 80 后，一毕业就面临每天疯涨的房租房价和物价，于是乎临近毕业时，不少兄弟姐妹们经过一番番矛盾的心理斗争，最终决定弃医从商。

然而，对我来说，做医生的决心却从来没有动摇过。这首先可能是由于我自幼对医学知识的兴趣，我从小就是病秧子，三天两头跑医院，从儿时起就对医生这个职业充满好奇与憧憬。其次，我当初并不是冲着高收入、高地位而选择学医的。见习刚开始接触医院与医生时，我也像大多数医学生一样内心充满困惑，因为发现医生，尤其是协和医生的生活其实并不像想象的那样滋润与富裕。坦率地说，刚刚接触社会的我也曾一度像大多数人一样羡慕过那些在公司赚大钱的中学同学们。然而，随着在协和医院实习的深入，我渐渐的改变了这个想法。每位患者的康复出院，都让我觉得有一种说不出的满足感。哪怕是操作完成后患者简单的一句"谢谢"都能让我觉得心情舒畅。我发现相比物质的满足，精神上的满足能为我带来更大的幸福感。最后，也是很重要的，父亲多年前的一句话一直是我在这条艰难道路上继续前行的动力，他说：如果你没有能力，至少为自己做一些事情，自力更生；如果你有能力，就为别人做一些事情，回报社会。这句话在今天或许听起来很空，但是当我做实习医师时，一天晚上值班，一位肠穿孔患者的老母亲突然冲进医生办公室，跪在我面前说："求求您，救救我的儿子，他是我唯一的希望"。那一刻，我忽然觉得，相比经商，行医可以为别人做更多更有意义的事情，做一个父亲说的"有能力的人"。

选择了行医，为什么又选择协和？这也是当初协和神内招聘面试主任问我的问题。在我看来，协和最大的优势在于她的综合实力，或许我们神经科的床位数无法和天坛、宣武媲美，然而我们各个亚专业组实力都很强，不偏科。在更大的范围内，整个协和医院的内外妇儿神急诊麻醉 ICU 等等各个科室的实力也都不相上下，多科协作无人能比。或许也正是因为这两点，协和神经科才能在全国神经科中位列第二，这是我们很值得骄傲的。

选择医生，选择协和，为什么又选择了神经科呢？在我实习过的所有学科里，神经内科的诊断思路是最吸引我的，听那些主治、教授滔滔不绝的分析定位诊断、定性诊断，其中蕴含的逻辑思维让人觉得玄妙而严谨。相比其他学科，神经科有更多的问题没有解决，因此神经科也是 21 世纪最有发展潜力的科学。从神经解剖到临床神经病学，神经科是让很多同学们觉得很难入门的一门学科，而恰恰是这一点也在吸引着我，我似乎性格里就是喜欢啃硬骨头吧。

从工作到现在，我一直为我自己做出的选择感到满足而自豪。毕业后同学聚会上，每当听到去公司的人抱怨为资本家干活如何如何辛苦，每当听到去其他医院的人抱怨每天疯狂干收患者出患者的体力活而再也没有时间更新自己的知识时，我就会庆幸自己的选择。协和神经科就像一个和谐上进的大家庭，我很快地融入了这个家庭，我感到很幸福。

回首难忘，实习岁月

如果问我八年抗战中最最珍贵的财富是什么？那就是我们在协和医院的各个科室轮转 2 年的宝贵经历。我们的轮转制度独一无二，大多数国内医学院校在实习时就定了专科，神经科的医学生只简单的轮转完部分内科、外科后，迅速进入神经内科进行专科轮转。于是乎会有这样的结果，找工作面试的时候，和我们一起面试竞争的北医、首医的学生对于专科知识比我们懂得多很多，似乎胜算也比我们大。因此，很多同学们都质疑我们八年制的轮转制度，认为白白浪费了 2 年的大好时光在轮转那些和未来专业根本不相关的科室。

然而，我不是这样看的。工作以后渐渐感觉到，了解专科以外的知识其实很多时候是非常重要。比如在免疫科实习时接触到的 SLE、pSS 的诊断要点、治疗原则，到神经科后就会发现有很多神经系统疾病的患者其实是继发于系统性免疫病的，这时内科的知识就显得特别的重要。事实上，专科的临床知识你有一辈子的时间去仔细学习，而非专科的知识，可能只有宝贵的实习期间是可以接触到的。可能 95% 以上来神经科轮转的同学们以后不是神经科医师，但其实越是这样就越需要珍惜这 1 个月宝贵的时间。

实习神经科，可能最核心的任务是把脑梗死、脑出血、重症肌无力、格林巴利等等常见病搞清楚弄明白，因为这些知识无论是在考试时还是未来的临床工作中都是和你最息息相关的。很多病如果不是亲自去床旁问病史，去做一遍繁琐的神经科查体，是很难靠死记硬背学会的，这也是临床医学最大的特点。

知己知彼，过关斩将

这里我想谈一谈咱们医大八年制的兄弟姐妹们找工作的问题。在刚开始投简历找工作的时候，我们都觉得协和八年制真是什么都比不上人家北医、首医的博士生、硕士生、甚至是七年制学生。人家很早就定专科轮转，独立管患者，专科的临床知识明显更高一筹。人家学校强调发文章，简历上发表文章一栏一列就是好几行，还都是 SCI，那时忽然觉得很自卑，也扪心自问协和这八年抗战到底我们都学到了什么？后来随着面试的逐步开展，我意外地发现一个令人不解的现象，虽然我们协和八年制无论临床还是科研，都比不上人家专科博士生，但是在北京地区，以及部分省市（不包括上海）的三甲医院，"协和八年制"这个头衔真是很给力。不少医院的院长以及人事处说过，他们最欣赏八年制的"潜力""综合实力"，这当然一方面要感谢前几年到协和以外就职的师兄师姐们的出色表现，另一方面我想我们的优势在于很强的学习能力，比如查找文献的能力、英文的功底、自学的能力等。某医院院长在该院的协和八年制专场面试上这样说："面试就像谈恋爱一样，我就是独钟情于你们协和八年制的！"因此我们协和八年制的同志们其实应该有自信，我们是有自己优势的，我们应该以身为协和八年制学生而自豪。

实现蜕变，沟通是金

如果问我从医学生变为医生最需要的转变是什么？我的回答是学会医患沟通。其实刚开始做住院医生时，临床知识与技能和实习医师没有太大差别，这些是在未来的若干年时间中逐渐积累起来的，没有一个突变的过程。但是，当我刚刚开始以住院医师的身份管理患者时，我发现我需要独立地和患者及其众多性格各异的家属们进行医患沟通，上面不再有住院医师替我负责，我需要对我的患者真正负起责任来了。现在国内的医疗环境相对比较恶劣，医患关系比较紧张，国内患者对医生的信任感也没有国外患者强。所以开始独立做医生以后，难免有时会觉得紧张、迷茫、困惑。于是我尝试着很热心的去关心我的每一个患者，每天多谈几次话，把安排检查的目的、已有的结果、目前考虑的诊断、治疗的方向、未来的预后等等我知道的信息都耐心地和患者与家属进行沟通，我不了解的就去查书或者问领导后再沟通。随着沟通的增多，患者自然而然的会理解医生一切都是在为他好，医生和患者也就站在了同一条战线上，而不是互相猜疑了。渐渐的，我发现我和我的患者关系很融洽，和谐的医患关系自然而然地就带来了患者对医生的信任，我高兴地发现虽然我刚刚毕业，但患者却并没有把我当个实习医学生看待，反而是对我的依从性很好。当我主管的第一个患者出院时给我送来一面烫金字的锦旗，上书"良医有情解病，神术无声除疾"的时候，我兴奋了很久。我发现医患关系可以是一个良性循环，你与患者沟通越多，患者就越会信任你，而这种生命的托付会让我有更大的动力与患者沟通，保持这种健康的医患关系，这样我工作的心情都会很好。

以上就是我从一个医学生变为一个小医生在大协和开始我的职业生涯的一些感想与体会，可能很零碎，很幼稚，就当作一些茶余饭后的闲话，说给师弟师妹们听听。倘若真会对大家有那么一点点的帮助，我就再欣慰不过了。

第八章　协和教授谈经验
——神经科的病史采集

病史是诊断患有神经科疾病的患者最有价值的部分，甚至有学者认为，如果能采集到一份极有说服力的病史，那么80%以上的正确诊断就有可能达到。实际上，神经科疾病的定位诊断主要依靠神经系统检查，而定性诊断则要依靠完整的、可靠的病史，由此，最终的疾病诊断也就不难推断了。

神经科病史采集的目的是为了解决下述问题：①病变主要在哪里，在脑内，在脊髓，还是在周围神经、肌肉；②病变的性质究竟是什么，是肿瘤，是炎症，是变性，还是其他；③患者只有一个病变，还是有多个病变。

从病程的概念来分析，一般说来，起病最快的神经科疾病当属外伤和急性中毒，临床上，不论是头颅、脊柱还是四肢只要是外伤达到相当严重的程度，神经系统的损害就是立竿见影的，急性中毒也是如此；起病稍快的疾病是脑、脊髓或周围血管病，无论是出血还是梗塞，在数小时内便可以见分晓；起病次快的疾病是炎症，炎症的发生、发展在几天或几周内才会达到高峰。与之相反，起病最慢的神经科疾病非先天遗传性疾病莫属，因为症状可从出生一直伴随着患者直到离世；较慢的疾病是神经变性病或脱髓鞘病，原本好好的人逐渐发生异常，有的越来越重，有的则反复恶化和好转，可能会拖到几年，甚至十几年；稍慢的疾病是神经系统的肿瘤，肿瘤要有一定的时间来生长，可能需数月甚至数年才出现典型症状。所以，病程的长短与演变可以作为定性诊断的参考依据，当然，这是通常的说法，临床上疾病变化多端，只能靠个体化的原则来诊断和处理。

采集病史听取患者和家属的叙述很重要，这是第一手资料，可是在不少时候，患者和家属的描述并不十分符合医师的要求，因此需要医师再询问，而且根据病情的需要再问一些有关的补充内容。这样的医患沟通有利于把病情搞得更清楚。我们有时被患者抱怨可能是因为没有仔细听取他们的叙述，也可能是我们询问得还不够或是问话还没有被患者或家属所理解之故。

主诉

主诉是病史中最惹人注目的，也是最能体现出医师匠心的部分。主诉应当是突出整个病史的精华。曾经有位老教授说过："看到一条好的主诉，就有可能把我的思路带着向正确诊断的方向走。"

主诉应当说明疾病的主要关键点，它的进展如何？病程有多久？现在又是什么问题？这里可以用不少定语来描述，如**突然发生**的肢体瘫痪伴言语不清 3 小时；又如**反复发作**的意识障碍伴肢体抽搐 10 余年，1 小时前又有发作并摔伤头部；又如视力障碍 3 年，**突发**双下肢无力、尿潴留 6 天；如左上肢**不自主抖动** 2 年，**行走发僵** 5 个月；又如**卧位起立时头晕** 4 年，行走不稳 2 年，尿急 1 年等等。看了这些主诉，有经验的神经科医师就会或多或少考虑一些常见疾病，顺序而下大致为脑血管病、癫痫、视神经脊髓病、帕金森病、多系统萎缩等。

说实话，写好主诉并不容易，医师一定是已经把患者的病史了然于胸，承上启下，然后通过自己的文笔把内容写下来。就像一位画家，对画的内容、布局十分清楚后，才提笔作画，一气呵成。所以，医师不仅要熟悉医疗技术，还要有较好的文字功底，才能精确地把握病史中最具科学性与文学性的主诉。

现病史

现病史一定要有利手的记载，如为左利手，还要询问何时改为右利手的，因为这对诊断口吃或是失语有帮助。

在现病史中主要罗列患者的主要问题所在，通常把现病史写成下列模式：症状何时发生，怎样进展，多久达到高峰，以后是好转还是持续不愈，目前是什么状态，是增加了症状还是减少了症状等。要注意，在神经科领域里，不少疾病是在一段时间内出现不连续的事件，还有一些疾病的症状是波动性或周期性的，如果认为内容大致相仿，那么第一次的记录应当力求详尽，把具体的症状和发作时间描写清楚，以供以后发作的参考。如果是不连续的事件，那就需要每一次都详细询问，不要漏掉任何一个细节，因为可能病变涉及的部位与性质均不相同。

可以把现病史记录的情况分为下述三种：

第一种是在一段时间里顺序发生的事件，可以请患者从一开始患病的症状讲起，然后谈其演变的进程，一直到目前的状态为止。这种采集病史的方法是最通用的。

病例一　患者，男，72岁。右利手。高血压病史12年，最高曾达220/120mmHg，按医嘱一直服用降压药，最近因为感冒暂停3天降压药。昨夜入睡时一切正常，今晨起床时发现头晕、右侧肢体活动有点无力、说话不清。急诊。查体发现血压170/100mmHg，右侧上下肢肌力4级，构音欠清。急做头颅CT检查发现左底节梗塞灶，考虑为高血压动脉硬化导致的缺血性脑血管病，入院进一步诊治。

第二种是存在许多次发作，不过每次发作的病情大同小异。在这种情况下，对第一次发作的详细描述是最重要的，其中应当包括首次发作的时间，症状发展到高峰的时间，即进展的速度，高峰时的症状和伴随症状，高峰症状的持续时间，高峰症状改善的时间，即恢复的速度，症状稳定的时间等，如果眼下还有症状的话，是些什么。这种病史对发作性疾病最有用，如癫痫、偏头痛等。

病例二　患者，男，34岁。2年前在夜间突然发生了一次意识丧失伴全身肢体抽动，当时把舌尖咬破，并有尿失禁。被送到医院去后，他对发生的事情一点都不能回忆，但在醒后呕吐了2次，而且头痛剧烈。在注射一针苯巴比妥（鲁米那）后，观察一夜没有其他不适就回家了。头颅MRI检查未见异常，EEG有痫性放电，所以诊断为癫痫。因为没有药物控制，以后1年内曾经发作了3次，情况同第一次相同，但没有咬舌和尿失禁，发作时间也短了。再随诊时对他要求坚持服用抗癫痫药，以后只发作了一次。

第三种是有多次不同类型发作的事件，这就需要把每一次都当作新的病例来加以叙述，这种情况对反复发作而部位不同的疾病特别需要，如多发性硬化以及各种类型的神经变性病。由于疾病累及的部位不同，因此，有时症状显得特别凌乱，定位比较困难，定性也就需要周密的思考，可能要查阅文献才能帮助解决。

病例三　患者，女，28岁。既往无高血压、高血糖、高血脂史。3年前突然发生左侧肢体无力，但意识清楚，说话不困难，大小便正常。神经系统检查显示有左侧轻偏瘫体征，没有感觉障碍。头颅 MRI 检查示右底节区有一个 T2 高信号灶。当时被诊断为脑梗死，经药物和针灸治疗后恢复正常。2年半前她突然发现右眼视力下降很快，眼科诊断为右球后视神经炎，局部注射激素后视力很快恢复正常。1年前她的右下肢突发无力，检查除了发现右下肢肌力只有3级之外，还有病理反射。再次查头颅 MRI 发现脑内多发 T_1 等信号、T_2 高信号病灶，而且大小不等，与侧脑室呈垂直状；颈部 MRI 示高颈段也有 T_2 高信号，共三个节段。患者被诊断为多发性硬化。因为她有三次不同部位的病变，不同时间的发作，影像学的证据明确。

如果发病的时间太长，有时患者会记不清楚疾病的具体过程，这就要家属或同事或旁观者来提供。不过医师也可以利用生活事件来提醒，如你发病前有没有发热或腹泻？你记得最早一次发病大约在什么时候？在第一次来月经时？在大学毕业时？在结婚时？或是在退休时？利用生活事件有时可以帮助回忆起发病的情况。

系统回顾

尽管系统回顾看来比较繁琐，但却是相当重要的一环，因为有些神经科的疾病未必原发于神经系统，而是继发于其他系统疾病的，如果没有详细的系统回顾，就不易建立正确的诊断，在这方面例子就太多了。所以，系统回顾有时应当看成为现病史的重要部分。

食欲和体重

一般说来患者的食欲差并不少见，随之而来的是体重的下降。如果患者食欲尚可而体重明显下降，问题可能比较严重，医师应当考虑体内有无恶性病变的存在。另一种特殊的情况是食欲旺盛但体重下降，除了甲状腺功能亢进外，要考虑神经性贪食的可能性，这些患者常在大量进食后催吐，使食物全部排出，因此，其结果与神经性厌食完全一样。虽然吃得多但是营养不良，体重下降。

睡眠

睡眠也是病史中经常需要询问的，尤其是每晚打鼾极响，而且伴有憋气者必须考虑有无睡眠呼吸暂停综合征。至于情感障碍的患者，焦虑常入睡困难，而抑郁往往凌晨早醒。

括约肌障碍

神经系统疾病必须询问括约肌的功能，如尿潴留还是尿失禁，有时患者并不体会医师在问什么，可能要追问"你有尿时能憋得住吗？""你会经常尿裤子吗？"对脊髓病或变性病的患者这种阳性病史非常重要。此外，性功能也不要忽视，早期阳痿常是变性病的一个症状。

过敏

有过敏病史的患者一定要在可能范围内把过敏的环境或药物问清楚，因为这对用药的关系极大。如果患者曾经有过物质过敏史或哮喘史，那在使用阿司匹林、非甾体类抗炎药和β受体阻滞剂时应慎重。

药物

药物对神经系统的影响不言而喻。不少药物都在神经细胞上有受体存在，所以，在服药的过程中患者出现神经系统不良反应就不奇怪了。我们希望患者尽量把目前所服用的药物列出来，更好的是列出 1～2 年内曾经服用过的全部药物，中药当然也应当包括在内，这样做是希望尽量除外药物引起的不良反应。药物的剂量、服法、服用时间如果患者或家属能叙述的话那就最好了，因为有时药物并无错误，只是剂量不足或服药的时间有误，那么调整一下就免去了重新开药的过程。例如规范的抗癫痫药的剂量一定要足够，服用的时间一定要足够长，否则开对了药还是不能控制住发作。

口服避孕药如果长期服用是缺血性脑血管病的一个危险因素，对育龄期的妇女一定要询问。

月经

月经史对女患者来说是相当重要的，有些神经科疾病和月经有关，如先兆型偏头痛约一半患者在月经来潮前或中发作，癫痫的女患者也会诉述月经前容易发作。可是绝经则是偏头痛女患者的福音，因为往往绝经后头痛发作就逐渐减轻或消失。

烟酒嗜好

抽烟和饮酒在患者中比较常见。要设法问清楚从何时开始抽烟或饮酒的，每天抽多少支烟或饮多少量酒，有无酒醉史。通常患者不太愿意谈这些问题，因为在他们看来这些都是生活细节，与疾病沾不上边。实际上，饮酒过量的神经科疾病还是有的，例如 Wernicke 脑病和营养不良性周围神经病就是典型例子。

既往史

既往疾病有时会帮助医师做出正确的诊断。如一例颅内占位性病变的患者，一开始认为是原发性脑瘤，经过胸部 CT 检查，发现患者患有**小细胞肺癌**，这样就应当考虑是继发性肿瘤，由肺癌转移而来。

另一位脑梗死的患者如果不仔细进行**心脏情况**的问诊，可能会漏掉心脏病、心房纤颤的病史，也就不能正确地诊断为心源性栓塞。

哪怕是**头部外伤史**也得仔细询问，有时还不一定问得出来，这在神经内、外科都是一个问题。下面两个例子很能说明询问这种特殊病史的重要性。

病例四 患者，男，86 岁。右利手。3 个月前感到有点头晕，无呕吐，进食好，从未头痛过。1 个月来家属发现他行走不太利落，好像有点拖步。检查时发现双侧均有阳性病理反射，咽反射基本消失，其他大致正常。血压 140/80mmHg，心率整齐。医师曾经再三询问有无头部外伤史，均被否认。头颅 CT 示双侧额部硬膜下血肿，脑组织轻度受压，脑内有多发的腔隙性梗塞灶。在诊断已经明确后再询问老人有无头部外伤史，家属回忆在 3 个月前有一次送老友出门时，老人的头部似乎在门框上碰了一下，当时并不在意，事后也没有不适感，因此遗忘了。

评注： 老年人由于脑萎缩，颅腔内空间较大，即使颅内有血肿也不至于立即压迫脑组织，产生临床症状。另外，老年人往往不能回忆头部外伤史，所以诊断会发生困难。

病例五 患者，男，78岁。右利手。近1个月来左下肢行走有点无力，左手持物尚有力，意识清楚，大小便正常。既往有高血压病史，一般在150/90mmHg左右，服降压0号。入院后头颅CT示右额颞区有硬膜下血肿，急做血肿穿刺引流术，左侧轻瘫恢复正常。追问病史，患者否认有头部外伤史，但是记得2个月前，曾经被香蕉皮滑倒，左侧臀部着地，摔得挺重，但没有昏迷，头晕2～3天后一切正常，因而未在意。

评注： 外伤史不一定伤在头部，臀部着地也能经过脊柱把外力传导到脑部，这种对冲伤虽然少见，可是确实存在，临床上一定要小心询问。

至于**中毒**的病史有时往往被患者遗忘，或是不知道中毒了，当然也有患者不愿意提供中毒病史的。可是医师应该比较笼统地询问一遍，如有无化学药品、毒品接触史，农民要询问农药接触史，尤其是有机磷接触史，矿工要询问锰接触史，市民要问一氧化碳中毒史。至于特殊中毒要了解中毒产生的症状和体征，再加以引导。

病例六 患者，女，25岁。右利手。诉述5个月前曾经剧烈腹痛，呕吐，四肢发麻，在其他医院做消化内科检查均正常，对症治疗后好转。3天来四肢剧烈疼痛、无力，并伴大量脱发。

神经系统检查发现四肢末端手套－袜套样浅深感觉减退伴肌萎缩，肌力2级，反射不能引出，病理征阴性。头发脱落殆尽，腋毛、阴毛也脱落。临床立即考虑中毒的可能，尤其是铊中毒。经过检验发现血、尿中铊含量高于正常1000倍，诊断确立。但是本例患者始终不知道铊的来源，也不知道为何两次铊中毒。

评注： 对不了解毒物接触史的患者，临床诊断确实困难。一般说来，伴有剧烈疼痛的周围神经病以药物或毒物中毒的可能性为最大，如呋喃坦啶类中毒等，但是剧烈肢痛的周围神经病再加上毛发脱落，只有铊中毒才有可能，这是绝无仅有的情况。因此，面对一位急性起病的剧烈肢痛的周围神经病患者，伴发毛发脱落，医师如果对铊中毒的症状比较熟悉，可以立即送血、尿标本到毒物鉴定单位去鉴定，诊断就能确立。

个人史

患者的出生情况、生长发育情况、学习情况、婚姻、家庭、工作等细节有时对诊断有用。假如患者在出生时是难产，有过分娩窒息史或有产后较重的黄疸史，那么如果长大后有智力缺陷和行走不稳，就得怀疑是缺氧性脑病后遗症；假如患者整天郁郁寡欢、愁眉苦脸、长吁短叹，觉得生活没有意思，如果患者已婚，夫妻两人经常闹矛盾，就要想到抑郁状态的可能性。还有一些真正属于隐私的情况，在询问时一定要有些技巧，下面是一个比较生动的例子：

病例七 患者，男，46 岁。右利手。主诉 1 个月来双下肢疼痛伴无力，排尿偶尔困难。神经系统检查：颅神经和上肢正常。双 T10 水平以下痛觉和音叉觉减退，双下肢肌力 3～4 级，反射偏低，双 Babinski 征（＋），双 Laseque 征（＋）。临床诊断神经根脊髓病。否认冶游史。在查病房时，教授问："你经常出差吗？"回答：是的。问："经常去哪儿？"回答：香港或深圳。问："有没有去过不干净的地方？"回答：去的都是大宾馆，很干净。问"有没有和别的女人在一起过？"回答：让我想想。教授带着医师们走出病房说：他已经承认了有冶游史，因为这种事不需要"想"的，有就有，没有就会立即断然否认，"想"就说明他有问题。果然，他的 CSF 检查有 136 个白细胞，90% 是中性多形核细胞，梅毒反应强阳性，属于亚急性梅毒性神经根脊髓炎。

家族史

神经科疾病有家族遗传史的很多，据说小儿神经病中有几百种遗传病。但是询问遗传史不太容易，因为告诉医师"没有"的占绝大多数。如果能在一级亲属中问出家族中有类似的疾病，应当仔细询问发病年龄、症状、目前状态等，假使该患者已经死亡，也请家属谈谈死亡时年龄和情况。最好能够画出一张家系图。

病史的总结

现在惯用的方法是病史小结，也就是把病史中的阳性部分加以归纳，形成重点，使旁人看了一目了然，能约略知道患者病情的纲要，为下一步做神经系统检查打下基础。正像开始时所说的：一份好的病史应该引导医师朝着正确的诊断方向前进！

（李舜伟）

第九章　读书/演讲/实习见习小技巧

一、如何查找/阅读医学文献及从文献中汲取知识

大千文献如何汲取

在协和的图书馆有个场景，一些头发花白的老教授们，定期来图书馆读书；这些熟悉的面孔在众多的年轻人中间，格外引人注目。一位美国资深神经科教授在访问协和时曾经回忆了自己年轻时的一段往事：他每天至少坚持 2 个小时的文献阅读，在住院医期间他读完了当时所有的 Brain 杂志。他深有体会地说：Keep up with all the journals。显然，博览群书对于青年医生是很重要的。

这里提出一个文献熏陶的理念。无论在大学本科的学习过程中，还是临床的实践中，或多或少我们都会有知识体系的漏洞。我们也不知道它们究竟在哪里，但这显然不能靠重新学习一遍这种低效、费时的行为来弥补。同时，现在医学知识的进展速度日益加快，我们已有的知识在不断老化中，也需要及时更新。解决这些问题的共同途径就是长期的、大量的阅读文献，换言之：靠大量文献来"熏补"。有句古语，叫做"熟读唐诗三百首，不会做诗也会吟"。现在的文献往往图文并茂，很生动，看的东西多了，脑子里有形成分也就多了，正确的概念也就容易自然而然间形成了。在一般的文献中，前言部分和讨论部分的前几段经常是某一领域知识的概述，可以借此"温故"，发现自己的弱点；而文献的研究方向，就是我们"知新"的方向，体现学术的动态。文献是层出不穷的，永远有新的文献，新的东西总会激发我们的兴趣而不枯燥，而在这种长期的阅读氛围中，我们的经验和知识体系日渐完备。

在初年住院医阶段，不可避免的还要看中文教科书、中

文期刊；近年来，我国中文期刊的水平已经有了大幅度的提高，一些病例报道的复杂程度足以与国外著名期刊相媲美。在经历一定时间的临床培养后，要注意看专科的书籍，比如：看"多发性硬化"、"脑血管病"等某一领域的专题书籍就要比看"神经病学"之类的工具书更加增长见识。

研究生期间，应养成看英文教科书和英文期刊的习惯。并不是国内的书不好，而是由于英语是公认的国际医学交流语言，最新的进展不可避免的先出现在英文文献中。相信在出版的时候，本书的一些理论可能已经在英文期刊中得到了更新和修正。即使在欧洲非英语母语国家，医生们也都是以跟踪英文期刊为主。一言以蔽之，看西医的书学西医应该更有效率。

在阅读时，要善于利用参考文献。一篇文章真正读懂，需要把它相关的参考文献也要弄通。作者在写文章，提炼思路的时候，是翻阅的大量的文献的。凡是作者选择附上的文献必然是经过精心选择的、有代表性的资料。所以，文章中的参考文献，实际上就是一个专题的文献荟萃。从不同的年代和不同的参考文献内容，我们可以摸清某些疾病的研究进程，这有利于我们深化疾病的认识。过去的人和现在的人所得的病大体是相同的，旧的文献对疾病的描述一样会出现在我们的临床实践中，而我们会从更高的角度看待它。

什么期刊为好？以下一些书目，仅供参考。

A 级：New England Journal of Medicine, JAMA, Lancet, lancet neurology；纵观神经科教科书中疾病诊断和治疗学的划时代革新，几乎都来自这些杂志，也就是说，这些杂志的文章许多可以直接当作结论来应用。大样本的随机、双盲、对照试验也多发表于此。

B 级：Brain, Annals of neurology, Neurology, Archives of neurology, Journal of neurology, neurosurgery, psychiatry. 这些杂志往往侧重于临床具体科研和基础研究，比如某种疾病的探讨，新发现某种疾病等等。一些单中心的试验结果多发表于此。

C 级：Current opinion of neurology, The neurologist, Neurologic Clinics, Nature clinical practice neurology. 这些杂志

往往请各行业的专家来对本专业的进展作出评述，医生在本人感兴趣领域的期刊阅读过后，如果没有时间来阅读其他专业期刊，可以首选这些刊物。缺点是，知识新颖度当然要落后一定的时间段。

D 级：专门推荐给住院医：*Practical Neurology*. 主要讲述日常临床工作的问题，住院医生的培养等等。

E 级：在高年资医生确定了研究方向后，可选择专科杂志阅读。如：*Stroke*，*Epilepsy*，*Movement Disorder* 等。

初年资医生在刚开始读国外文献的时候，往往在有一种获得尚方宝剑之感！但是随着实践的积累，我们会发现，其实探索性的东西对于任何国家的神经病医生都是一样的，今天得到肯定的东西，在明天有可能被新进展否定。一旦某些作者的文献阅读不够全面或与我们的实践经验相抵触时，也会引起我们的争议。阅读文献一定不能只看一篇，必须同一领域的多篇文章一起看，要看正、反方的争论才能对某领域有一个客观的认识。

医生也不能全靠文献来看病，还要有自己的经验医学。在面临具体问题时，一些教授们鲜活的临床经验，要比经过文字处理和润色的文章更加实际和有效。一个很典型的例子，如果我们只看欧美的文献，就会认为颈部血管狭窄病变是导致脑梗死的最重要原因，也是临床的最重要筛查领域。但是，国内学者的研究已经证实中国人群乃至亚洲人群的缺血性脑卒中以颅内血管病变为主。可见，我们自己的实践积累有多么重要，而这些经验是从欧美作者的文献中得不到的。

（徐蔚海）

二、如何做好 Presentation？

医科生的最后 3 年会碰到越来越多的发言的机会，从实习时在病房内的小讲课，到最后的论文答辩，presentation 是展示自己知识、能力的机会，当然如果讲得不好也会失分不少。

如何做好 presentation，大致归纳起来要重视以下几方面首先，充分准备，对要讲的内容有全盘的掌握，讲一至少要读二。也许有人会肚子里有东西讲不出来，但是绝不可能肚子里没东西却讲的出来。一般来说，要讲的东西不外乎两种内容，告诉听众某一方面的知识或者说服听众接受某一个观点，前者易而后者难。前者只需要讲者对所讲题目有全面的知识，并根据时间要求对内容进行取舍归纳即可，实习医师碰到的病房小讲课往往是这个内容。而后者则需要讲者对所讲题目形成全面的认识和理解，并进行过独立的思考，最终将思考的结果用合乎逻辑的论证方法表述出来，毕业前的论文答辩就是这个内容。

第二，认真思考演讲的提纲结构，并在制作幻灯片的时候清晰地表达出来。如果是介绍某一方面的知识，一般因循一些中规中矩的提纲来讲不易丢分。比如介绍某种疾病，可以用历史、病因和发病机制、临床表现、诊断、治疗、现有认识的不足及研究热点这样的提纲；介绍某种诊断方法，可以用历史、方法学及方法学的理论基础、正常人表现或正常值、各类疾病的不同表现、现有的临床应用及前景这样的提纲。如果是阐述某个观点，提纲结构常常灵活多样、千人千想，但必须清晰地呈现论述的逻辑，讲者的高下之分往往就在于此。演讲的提纲结构可以在制作幻灯片时应用"演示专题目录（Agenda）"的形式凸显出来，目的是给听众一个清晰的脉络，给人条理性强的印象。一般专题目录不超过6行，每行长度不超过页面一行的80%，以保证页面整体的视觉效果清晰。同时，在演讲过程中根据演示进程插入刚开始时的目录页也是很好的方式，目的是标明进程，以免听众忘记演讲的提纲脉络。应该说，将第一、第二两条做好，一个presentation就已经成功了70%，其余的都是细节的雕琢了。

第三，幻灯片制作时需要注意的一些问题。

1. 幻灯片其实是演讲的提纲，肯定不能把要讲的东西全部写在上面，然后照着念，这是大家都明白的道理，但是就每一张幻灯能展开到什么程度，完全见仁见智，也很取决于演讲者的口头表达能力和对演讲内容的熟悉程度。但从另一个角度说，幻灯片上有的内容全是精华、重点，对听众来说是听觉和视觉的同时刺激强化，所以要保证演讲的要点在归纳总结后全部出现在幻灯片上。

2. 注意标注参考文献。这是很多同学容易忽略的一点，幻灯片中援引的重要资料和数字要注明出处，一般需要将参考文献用小字放在这张幻灯的右下角，标明第一作者、杂志名称、年、卷和页码。

3. 重视最后的小结。在一张幻灯上，用不超过 6 个要点归纳整个演讲的最重要内容。

4. 适当的幽默是演讲的利器，但使用卡通图和网络语言时要慎重，把握不好度会让人感觉幼稚、不够专业。而且相同的内容不同的人用也会有不同的效果。比如说，某位主任在他非常拿手的专业题目上侃侃而谈的时候，幻灯片上插入一个贴合情景的卡通图，会调动会场气氛，使演讲更为生动。但如果是一位医科生，本来就讲得不够流畅，这时幻灯上再出现一个卡通图，这时会让听众更有不专业和幼稚的感觉。这样的形式还是等大家有能力驾驭演讲的时候用才妥当。

5. 准备备用幻灯，如果是非常重要的 presentation，而且有回答问题的环节（比如论文答辩），最好准备备用幻灯。备用幻灯的内容常常包括一些演讲时不能详细描述的数据、机制及机制的示意图、特别重要的研究等，以备回答问题之用，这样能够给人充分准备的感觉，同时对照幻灯也能在回答问题时把一些细节讲得更好。

6. 注意细节。比如字体、颜色、大小等，有些中文字体设置的英文和数字是很难看的，所以如果一段文字中同时有中英文时，请分别为中英文设置字体；应用 powerpoint 自带的智能图表功能（Convert to SmartArt）功能会比较容易的获得良好的视觉效果。

第四、发言时需要注意的一些问题：

1. 按照时间限制准备，千万不要超时，一个 10 分钟的演讲实际试讲时间最好少于 9 分 30 秒。

2. 台下反复试讲肯定可以减少上台后的紧张。

3. 注视听众，重视与听众的交流。

（朱以诚）

三、实习见习小技巧

神经内科实习小技巧

神经科学堪称医学中最博大精深的科学之一，不仅仅涵盖了神经病学，病理生理学，影像学等医学学科，也涵盖了心理学，社会学、经济学这些社会学科，神经系统疾病的诊断及治疗过程较其它系统疾病要困难复杂得多，因此神经内科的实习也是医学生实习过程中的一个难点。要在短短的1个月的实习时间里，掌握"令人头痛"的神经系统查体程序，掌握"千奇百怪"的神经影像读片技巧，掌握神经系统定位、定性诊断，这些几乎成为了"Mission Impossible"，医学们必须像电影中的特工一样掌握十八般武艺才能完成任务。掌握这十八般武艺不仅仅是熟练掌握书本上的各种疾病知识，此外掌握一些实习小技巧往往也能让你事半功倍。

1. 实习前的准备：进入神经科病房实习前，一定要把神经病学书本中的重点知识再复习一遍，特别是神经系统定位诊断。不做任何准备工作就进入神经内科实习，往往在前几天听主治医查房时，就像在听天书，昏昏欲睡，更不要说回答主治医查房时的即兴提问了，久而久之，不但自己无法培养对神经病学的学习兴趣，连主治医、住院医的教学兴趣也会大打折扣。宝贵的实习时间就这样被浪费掉了，等到有了一点点体会时，实习也即将结束了。因此，建议同学们在进入神经内科病房实习的前一周，一定抽出一些时间把神经病学基础知识复习一遍，这样当进入病房后就能够充分理解教授、主治医的查房意见，也可以很快地找到自己的兴趣点，然后从这些兴趣点切入，进行深入学习，往往会得到意外的收获。

2. 问病史：询问病史是实习生进入临床最早掌握的实习技能，看似简单，但想要准确迅速的问好病史，却没有那么容易。由于神经系统的复杂性和疾病的多样性，患者的症状多种多样，如果不掌握一些技巧，在问病史时就会经常被患者带着走，症状从头说到脚，病史从小说到老，几小时间下来，发现病史简直就是一部连续剧。因此，一定要找到重点，也就是教授、主治医们经常说的那条贯穿疾病始终的"线"，然后在此基础上再展开来询问。询问病史同时也要进行不断地思考，我们常看到主治医首次查房时，会问一些与疾病看似毫无关联的问题，这时就要进行思考，为什么要问这些症状，什么疾病或什么情况下患者会出现这些症状，思考后就会有一种豁然开朗的感觉，原来主治医或者教授是这么考虑的，我为什么没有想到呢。其实询问病史的过程中无不渗透着主治医对疾病的思考，一个有经验的住院医往往可以从主治医询问病史的过程中大致判断出主治医的诊断倾向。

3. 查体：神经内科实习最让人头痛的就是神经系统查体了。一套完整的神经系统查体程序包括数十个步骤，怎么才能做到不遗漏任何一个阳性体征和有意义的阴性体征，其实没什么技巧，唯有熟能生巧。实习期间，多看多练，不仅是多查自己主管的患者，病房里其他患者出现的阳性体征也要看，也要查。患者刚入院时住院医师进行的查体是最完整的，这时要仔细看他们查体的步骤及手法，而主治医查房时往往是根据病情进行有重点的查体，这时要注意观察主治医查体时有没有新的体征，同时还要思考，为什么主治医会重点查这几个体征，主治医想了解什么，其实，查体过程也同样渗透着主治医对疾病的思考和判断。

4. 辅助检查：协和医院的辅助科室在国内几乎是最强大的，很多疑难杂症的诊断密切依赖着辅助检查。但是，就是因为有着这么多检查手段，现在越来越多的临床医生陷入到了辅助检查指导诊断的误区，患者刚刚住院，不管临床症状如何，先来个几十项血液化验，从头到脚的 MR、CT 检查，动辄就是一个昂贵的 PET-CT，经过如此这般的"折腾"，大多数时候也能够明确诊断，医生们沾沾自喜，又诊断了个疑难杂症，可患者和家属就不一定笑得出来了，代价是不是太大了？而神经科疾病更是如此，有时不但要付出经济代价，甚至还要以身体创伤为代价诊断一个可能是不治之症的疾病。如何正确选择辅助检查已经成为了一个医学难题。例如脑活检能够明确诊断的比例仅有 2%，我们是不是有必要为了那区区 2% 的机会就考虑给所有的患者进行脑活检呢？能够给患者选择适当的辅助检查，用最经济有效的方法给予疾病适当的诊断，才是最可取的，这其中蕴含了无穷的智慧和经验，而神经科此类"智医"不乏其人，希望大家在实习期间不仅学习主治医、住院医的临床经验，也能学习这种智慧。

5. 影像读片：神经病学近些年的进步很大程度上依赖着神经影像学的发展。神经影像能够帮我们更好地进行定位诊断，同时一些先进的影像技术也能够帮助我们进行定性诊断，因此，神经科实习的一个重要任务就是学好神经影像读片。但是学好谈何容易？现代神经影像技术发展日新月异，影像能够提供的信息越来越多，因此期望在实习期间就掌握所有的影像技术，几乎是不可能的，也没有这个必要。实习期间的重点是打好基础，训练正确的读片习惯。很多医学生在实习期间就喜欢看千奇百怪的颅内病变，兴致勃勃地猜测病变的性质。其实，这是非常不可取的，这就是我们常说的，不会走就要学跑，是要摔跤的。实习早期，尽量多看正常的影像，只有掌握了正常的结构，才能辨别异常。另外，仅仅会读片还是不够的，如何针对每个患者的病情在众多的影像技术中选择适合的检查项目，这就需要我们掌握每项影像技术的适应证。

6. 腰穿：腰穿是神经内科病房实习期间最常进行的操作，也是最容易让实习生产生挫败感的操作，医学生们往往谈"腰穿"色变。实习期间看到住院医熟练的进行操作，往往会觉得其实腰穿也没有传说中的那么难，但是真正自己操作起来，要做到"一针见水"却谈何容易。进行一个成功的腰穿，扎实的神经系统解剖知识和标准的操作程序是基础，稳定自信的心态是关键，很多实习医师操作失败往往是心理问题作祟。多看，多做，失败后及时请主治医、住院医指出自己操作中的不足，总结失败经验，是有非常有帮助的。

7. 值班：很多实习见习生并不很重视在神经科的值班，这让许多大好学习机会悄悄溜走了。癫痫发作，精神症状，突发意识障碍，乃至呼吸心跳骤停，这些听起来就惊心动魄的情况在神经科值班期间都能经常遇到，一个有经验的住院医可以在很短的时间内就做出正确有效的处理，使患者转危为安，难道不正是我们学习和实践的最好机会吗？

8. 病房讲课：病房讲课并不仅仅局限于一周一次的presentation，而是渗透在临床工作的各个环节中。查房时主治医的即兴提问，往往是一个精彩演讲的开始，这时要尽量回答主治医的问题，而不宜简单地说不知道，因为这样往往会让主治医的教学热情骤减。另外，在查房或讲课期间，不懂就问是必须的，适当的时候也可以对主治医或住院医的诊断意见提出一些质疑，甚至批评，这会促使他们更深入的剖析自己的想法，拿出更多的证据支持自己的诊断，这样得到的学习效果往往是更好的。

9. 沟通：临床工作，面对的不是一个个典型或不典型的疾病，而是得了这些疾病的人，因此我们在临床实习期间，一定不要钻进单纯诊断疾病的误区里，而忽略了人的特性。病房实习期间，给我们很多的时间与患者和家属沟通，不要为了多去趟图书馆、多看一篇文献而浪费掉与患者沟通的机会。与患者更好的沟通，首先要学会倾听，倾听患者得病的经过，对疾病的焦虑，以及对诊断治疗的期许，这些能给我们的临床诊断和治疗提供更多的线索和帮助。其次，要尽量用通俗的语言给患者解释病情，消除疑虑，解释病情过程中切忌应用大量的专业词汇，否则患者不但不能充分理解病情，甚至可能产生误解，带来不必要的医患矛盾。可以多听听主治医与患者的沟通，往往简明扼要，没有长篇大论，再适当的应用一些形象的比喻，让实习生如临大敌的解释沟通工作就这样在轻松的氛围下完成了。最后，要给予患者适当的人文关怀，跟患者谈谈时事，聊聊家常，往往会很快获得患者的好感和信任，为今后的临床工作打下很好的基础，也可以在无形中化解医患矛盾。

以上就是我们根据长期的临床工作总结出的实习技巧，期望能对实习见习生的神经科实习生涯有所助益。

（周立新）

附录 神经系统疾病
精髓 60 句

1. 肌病导致近端对称性肌无力，常无感觉障碍
2. 神经肌肉接头疾病具有易疲劳性的特点。
3. 周围神经病变导致远端非对称性肌无力，伴肌肉萎缩、肌束震颤、感觉缺失及疼痛。
4. 神经根病变可引起放射性疼痛。
5. 脊髓病变可导致远端对称性肌无力、括约肌功能障碍及感觉障碍三联征。
6. 单侧脑干病变常常引起"交叉综合征"，即同侧一个或多个颅神经功能障碍，伴对侧肢体瘫痪和/或偏身感觉缺失。
7. 小脑疾病导致共济失调和动作性震颤。
8. 大脑皮层病变可导致失语、抽搐及局灶性偏瘫（仅累及面部和上肢），然而皮层下病变则可引起视野缺损、严重的初级感觉障碍及更广泛的偏瘫（累及面部、上肢及下肢）。
9. 足下垂（胫前肌无力）可由股总神经或腰 5 神经根病变引起。
10. 一侧瞳孔散大提示第三对颅神经受压。这常见于严重病变，例如动脉瘤或脑疝。
11. 侧支血流，通常经 Willis 环提供，有时可保护脑组织，预防卒中。
12. 肌病的诊断通常需要依靠血清肌酸激酶（CK）水平、肌电图（EMG）结果以及肌肉活检。
13. 强直性肌营养不良症是成人中最常见的肌营养不良症。
14. 许多神经系统疾病的鉴别诊断都应考虑到药物中毒。
15. 重症肌无力患者对肌肉重复刺激呈递减性反应（疲

劳）。

16. 在给予大剂量皮质激素治疗后，高达40%的重症肌无力患者出现一过性病情恶化，通常发生在治疗后5~7天之内。

17. 肌强直，即肌肉收缩后舒张延迟，最常见于肌营养不良，但也可见于其他疾病。

18. 肌源性疾病的肌电图（EMG）特点为：所有肌肉均收缩，但运动单位动作电位时限缩短、波幅下降，呈小而短的运动单位。

19. 神经源性疾病的肌电图（EMG）特点为：参与肌肉收缩的运动单位数目部分减少，但时限增宽、波幅增高，可能伴有纤颤电位和束颤电位。

20. 周围神经病最常见的病因是糖尿病和酗酒。

21. 诊断周围神经病很少需要神经活检。

22. 遗传因素是最容易被忽略的周围神经疾病的病因。

23. 格林巴利综合征患者的脑脊液中蛋白含量高而细胞数接近正常（或正常）。

24. 最常见的运动神经元病是肌萎缩侧索硬化（ALS）。

25. 神经性跛行（假性跛行）的典型表现为双侧非对称性下肢末梢疼痛，行走时（偶为站立时）加重，休息时减轻。

26. 突发性脊髓损伤可导致脊髓休克，表现为暂时性软瘫、反射减低、感觉缺失以及膀胱张力缺失。

27. Adamkiewicz动脉闭塞可引起脊髓前动脉综合征，导致双侧肢体无力、痛觉和温度觉缺失以及受损平面以下反射亢进，但侧索功能（位置觉和振动觉）保留。

28. 脑干缺血通常引起多个症状，而孤立的症状（例如眩晕或复视）则多由累及单个颅神经的周围神经病变所致。

29. 脑干的血供来自后循环椎基底动脉系统。

30. 只有两种原因可导致昏迷：脑干的网状激活系统受损，或双侧大脑皮层同时受损。

31. 后颅窝肿瘤占儿童颅脑肿瘤的50%；而在成人中则极为罕见。

32. 由于小脑传导通路上有两次交叉，因此小脑半球病变影响同侧肢体的运动功能。

33. 黑质中色素多巴胺能神经元的缺失是帕金森病的病理特点。

34. 息宁（左旋多巴）仍是治疗帕金森病最重要的药物。

35. 特发性震颤是最常见的震颤。

36. 斜颈是最常见的局限性肌张力障碍。

37. 肉毒菌素是大多数局限性肌张力障碍的治疗选择。

38. 迟发性运动障碍是许多抗精神病药物的严重副作用。

39. 糖尿病神经病变是自主神经功能障碍的最常见原因之一。

40. 从传统意义上讲，确诊多发性硬化需要有两次不同时间的独立发作，或病灶在时间和空间上的多发性。现代影像学可在一次影像上显示时间和空间的多发性。

41. 痴呆必须与谵妄和抑郁相鉴别。

42. 痴呆是一个症状，而非一个诊断。医生必须明确导致痴呆的病因。

43. 抽搐持续或两次发作之间无意识清醒期，被称为"癫痫持续状态"。为了避免永久性脑损伤，必须在抽搐开始1小时内终止发作。

44. 发作性睡病的典型四联征是：白天过多嗜睡、猝倒发作、睡瘫及睡眠幻觉。

45. 胶质瘤是最常见的颅内原发性肿瘤。

46. 星形细胞瘤是最常见的脊髓肿瘤。

47. 脑膜炎患者应该在进行其他检查的同时立即给予抗生素治疗，不能因检查而延误治疗。

48. 单纯疱疹病毒感染是最常见的散发性脑炎病因，通常引起局灶性神经功能损害，必须积极使用无环鸟苷治疗。

49. 许多因严重的基础疾病而致头痛的患者都会有阳性体征。对于突然发生的"一生中最严重的头痛"，需要警惕颅内出血。

50. 急性偏头痛的首选药物是曲坦类。

51. 对任何老年新发头痛患者，颞动脉炎都应予以考虑。

52. 各种卒中的临床表现、病因及治疗各异，这取决于它涉及前循环（颈内动脉系统）还是后循环（椎基底动脉系统）。

53. 最重要且可干预的卒中危险因素为高血压、吸烟、心脏病、高脂血症以及高同型半胱氨酸血症。其他可控制的危险因素包括糖尿病、饮酒、药物滥用、口服避孕药以及肥胖。

54. 用药得当时，组织纤溶酶原激活物（tPA）是治疗急性脑梗塞的一种有效疗法。

55. 抗凝治疗在脑血管病中的作用，在于预防高危人群发生心源性脑栓塞。

56. 预防卒中的最好方法是控制危险因素。

57. 蛛网膜下腔出血最主要的并发症包括再出血、血管痉挛性梗死、脑积水、癫痫以及抗利尿激素分泌异常综合征（SIADH）。

58. 所有部分性癫痫患者均需要进行 MRI 评估。

59. 成人失语的最常见原因是卒中。

60. Broca 失语因左侧额叶损伤所致，表现为言语理解、重复、命名及语言表达功能受损；Wernicke 失语则因左侧颞叶损伤所致，表现为语言流利但用词零乱、毫无逻辑。

注： 以上神经系统疾病精髓 60 句是每位神经科医师需要掌握的要点，可以加深对神经科疾病的认识。